U0210341

女性卫生用品的社会史

[日] 田中光
著

曹逸冰
译

CS 湖南文艺出版社 · 长沙
HUNAN LITERATURE AND ART PUBLISHING HOUSE

序 言

今时今日，日本每一位有月经的女性都是毋庸置疑的“卫生巾一代”，因为在她们迎来初潮（第一次月经）时，商店的货架上已经摆满了各式各样的一次性卫生巾，“护翼型”“夜用型”……卫生巾不断进化，日新月异，人们只会犹豫“该买哪款才好”，而不至于为“如何处置[1]经血”而烦恼。在日本这个国家，你无论走到哪里，都能在超市、便利店和药妆店的货架上找到卫生巾，就算月经不期而至，也不会一筹莫展。

但也正因为如此，人们才会在突然买不到卫生巾时痛感它的可贵。一旦发生地震、洪水等自然灾害，第一时间

1　后文提及了“处置”与“处理”的差异，故此处按原文使用“处置”一词。（若无特殊说明，本书注释皆为译者注。）

运往灾区的是水、食物、毛毯等维持生命的必需品，然后是厕纸、纸尿裤和女性卫生用品。东日本大地震[1]发生后，不知是因为大批库存被送往灾区，还是因为传出了“卫生巾缺货”的谣言，连非受灾地区的货架上的卫生巾都曾一度被扫荡一空。

女性卫生用品是那么贴近生活，以至于平时常被等闲视之，但女性的悠长岁月离不开它的默默支持。

日本是世界上首屈一指的女性卫生用品发达的国家。然而，在现代人熟悉的一次性卫生巾出现之前，日本女性不得不用既不方便又不舒服的方法处置经血。

为什么女性卫生用品迟迟没能在日本发展起来？为什么日本能在女性卫生用品领域迅速跻身全球第一梯队？与欧美国家相比，卫生棉条在日本的普及率较低，其中也有日本独特的原因。

其实 2011 年 11 月 11 日是一次性卫生巾诞生 50 周年的纪念日，可惜各路媒体都没有在这一天提及此事，令我颇感落寞。因为我一贯认为，在讲述女性的历史时，“女

1　东日本大地震，指 2011 年 3 月 11 日发生的大规模地震，地震引发了巨型海啸，受灾地区主要集中在日本的东北、关东、北海道等东部地区。

性卫生用品”是一个绕不过去的话题。如果一次性卫生巾没有登上历史舞台，就不会有万千日本女性在经济高速发展期大跨步地迈入社会。而女性卫生用品的进化，也是“月经假”名存实亡的背景因素之一。

这么重要的东西，我们是不是了解得太少了？这便是我撰写本书的初衷。

第一章将带领读者回顾从远古时代到1945年“二战”落幕的经血处置方法。第二章则侧重剖析阻碍女性卫生用品发展的“月经不洁观念”。第三章将聚焦由一位日本家庭主妇在距今约60年前打造的一次性卫生巾鼻祖——“安妮卫生巾”，其问世堪称日本女性卫生用品史的重要转折点，本书将引用各种过往刊物，着重讲述这段历史。第四章将浅析目前市面上的一次性卫生巾的性能，以及因“一次性”产生的种种问题，并将视线投向使用者稳步攀升的“布卫生巾”，顺带提及源于西方国家的“卫生巾租赁服务”“经血抽吸术”等小众经血处置方法。

由衷希望更多的人（当然也包括男性）能通过本书了解女性卫生用品在日本的发展历程。

目录

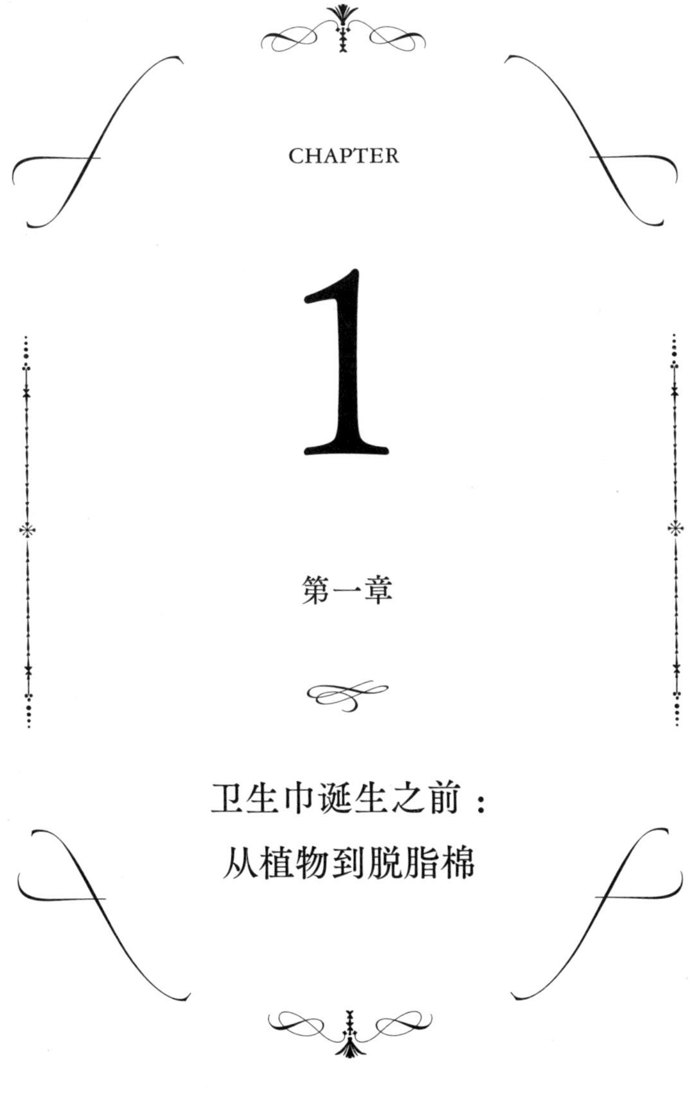

CHAPTER

1

第一章

卫生巾诞生之前：从植物到脱脂棉

外来语“ナプキン”[1]（napkin）被用于指代女性卫生用品是“二战”结束以后的事情，不过在德语中意为“棉球”或“止血栓”的“タンポン”（tampom）一词早已随西医传入了日本。

术语归术语——其实女性自古以来就会用各种神似卫生巾和卫生棉条的东西来处置经血。

纵观人类的历史，现成的女性卫生用品是不折不扣的新生事物（至今仍有许多国家和地区买不到）。女性长久以来所依靠的，大多是手工自制的卫生用品。

卫生巾问世之前的日本女性究竟是如何处置经血的呢？本章将按时间顺序解答这个问题。

远古时代用植物，王公贵族用丝绸

人类是从何时、出于何种原因生出了“处置经血”的念头？这还是一个未解之谜。是因为养成了穿衣的习惯，不再赤身裸体，所以需要避免经血沾到衣服，还是因为通

1 ナプキン，原意为“餐巾”，在日语中特指卫生巾。

过经验总结出了“血液会导致传染病”，所以才要及时处置，以防感染？具体开始处置经血的时间和原因可能存在一定的地区差异。在布、纸等材料问世之前，人们使用的很可能是植物的叶片与纤维。

日本绳文时代的遗址出土了麻，《魏志·倭人传》[1]中也有与使用麻有关的记载。[★1]

日本推行律令制[2]后，麻布和葛布成了“调”与“庸”的对象[3]，作为服装的原料普及开来，获取碎布相对容易。因此在棉织品自大陆传入（战国时代[4]）并普及（江户时代[5]）之前，用于处置经血的很可能就是麻布和葛布的碎片。

丝绸同样自大陆传入日本，催生出了桑蚕产业。相传

★号标记为作者引用，详见每一章的最后。

1 《魏志 · 倭人传》，日本对于中国史书《三国志》中记载魏国历史的《魏书》中《东夷传》篇“倭人”条的通称，是现存有关公元 4 世纪以前日本基本情况的唯一史料。

2 律令制，日本仿效中国唐朝的法律体系编撰施行的政治及社会制度。

3 大化改新中效法唐朝的租庸调制，“租”= 受田农民须向国家上缴谷物，“庸”= 服劳役或纳布代役，“调”= 上贡地方土产。

4 战国时代，在日本史领域特指应仁之乱（1467—1477）到织田信长、丰臣秀吉一统天下的 1 个世纪。

5 江户时代，在日本史领域特指德川氏掌权的 1603 年到 1867 年。

平安时代的贵族会将丝绸缝成袋状，填入丝绵[1]，像卫生巾一样垫着用。★2 日本现存最古老的医学书籍——成书于平安时代的《医心方》（984 年）——中介绍了一种用布制作的经血处置用品，名为“月带[2]”。★3 顾名思义，它称得上“月经带”的前身。

月经带是一种用于处置经血的细长布条，通常缝制成类似于兜裆布[3]的“丁”字形，以便穿戴，因此又称“丁字带”。到了近代[4]（明治时代以后），人们倾向于将手工缝制的布带称为“丁字带”，胶皮制品或现成的布制品则统称为“月经带”。

将“月带”读作“污秽之布”（穢れの布）的原因正是视月经为“污秽”的观念（详见第二章）。“月秽”也是月经的旧称之一，能在史料中找到的月经旧称还有“月事”“月水”“月华”，等等。之所以都带个“月”字，是因为标准的月经周期为 28 天，与 1 个月的长度相近。

1　丝绵，用茧表面的乱丝加工而成的材料。

2　月带，日语写作“月帯”，发音同“污秽之布”（穢れの布）。

3　兜裆布，以长约 1 米、宽约 35 厘米的长方形布料和腰带组成，穿着时将布料的一头绕过腰带垂至前侧挡住胯下。

4　近代，在日本史领域特指明治维新到“二战”这一时间段。

纸被用于处置经血的历史则始于江户时代。

造纸术早在610年便已传入日本，但起初产量很低，仅供部分贵族用于书写，或用作户籍簿的内页。自中世[1]起，纸张的产量不断增加，到江户时代终于逐渐普及。★4

江户时代的女性会将化浆重抄的粗纸、棉絮置入阴道或垫在阴道口，再用棉布丁字带固定。因形似马的肚带，"马儿"就成了丁字带的别名。男性兜裆布的别名"手纲"也可用于指代丁字带。★5

但不用丁字带，只将纸或棉絮置入阴道的女性似乎也不在少数。因为在明治[2]时代，选择一塞了事的女性也是大有人在。

明治大正[3]年间发行的《妇人卫生杂志》中也有提及"日本妇人习惯将纸置入阴道止血"★6"将纸或棉置入阴道深处为民间惯用之法"★7的文章。

---

1 中世，在日本史领域特指12世纪镰仓幕府成立到16世纪室町幕府灭亡的时间段。

2 明治，1868年至1912年的年号。

3 大正，1912年至1926年的年号。

《妇人卫生杂志》为何关注月经？

我们很难在江户时代之前的史料中找到有关经血处置方法的记录，但明治时代有面向女性读者的“妇人杂志”可供参考，大正时代甚至留有当事女性的口述记录。

那就先对照《妇人卫生杂志》（1888—1926 年），看看明治时代的女性是如何处置经血的吧。在切入正题之前，我想简单介绍一下时代背景，阐明“为什么这本杂志里会有大量关于月经的文章”。

《妇人卫生杂志》是大日本妇人卫生会（以下简称“妇人卫生会”）的机关刊物。妇人卫生会成立于 1888 年，旨在为女性提供卫生教育。核心创始成员为医务工作者（如近代日本第一位女医生荻野吟子）和官太太，会员多为上层阶级的女性和护士（当时的日语称作“看護婦”）。

妇人卫生会广邀各路有西医背景的医生举办讲座，并将讲座文稿刊登于《妇人卫生杂志》，致力于开展面向女性的卫生教育——说得再直截了当一些，就是致力于培养“健康的母体”。当年的明治政府喊出了“富国强兵”的口号，为实现这一目标，必须从改善“母体”入手，这样才能生出更多强壮健康的士兵和劳动力。

因此，《妇人卫生杂志》经常提及和家庭生活（包括如何过上健康而卫生的生活、如何烹制富有营养的饭菜、如何照顾患病的子女等）、怀孕分娩有关的知识，也刊登了不少关于月经的文章，主题涵盖了“经期调养”“月经异常”“月经轶闻”等方面。

“月经有助于保持身体健康，并为怀孕做准备，是女性不可或缺的生理现象。”★[8]“月经乃妊娠之本。（中略）妊娠为种族繁衍的必要条件。如无妊娠，则人口无法繁殖，国家也无法保持富强。”★[9]——上述言论足以体现，月经在当时被定位成了实现“富国强兵”的重要生理现象。

“无论走到哪个国家，无论那个国家是野蛮还是文明，妇人谈论月经似乎都是一件令人尴尬的事——”★[10]“演讲中可能会用到少许令人不快的术语——”★[11]“照理说，这本不是能在贵妇千金面前聊的话题——”★[12]受妇人卫生会之邀举办讲座的医生常用这样的开场白。但他们还是在培养“健康母体”这一使命的驱使下，大力主张对月经进行医学管理的必要性。

《妇人卫生杂志》于明治二十一年（1888 年）创刊，大正末年（1926 年）停刊。在同一时期发行的其他“妇人杂志”的健康咨询专栏里，偶尔也会提及痛经和经血的处置方法，但以“月经”为主题的文章少之又少。

不准骑车、跳舞、喝咖啡、看书……

《妇人卫生杂志》将月经定位为“确保国家富强”的重要生理现象，而致力于在医学层面管理月经的医生们也为读者提供了初潮年龄、月经周期、经血量等方面的标准数值。

医生们还大力阐述了经期的“调养”之道，也就是“经期的种种禁忌”。他们认为如果不严加遵守，“不仅会导致生殖器疾病，还有可能会造成无法治愈的顽症，以致终身不适”。[★13]

不止一位医生将骑自行车，骑马，练体操，跳舞，织布，缝纫，长时间地直立或行走，在崎岖道路上行走，长时间乘坐火车，马车或人力车，弯腰干活儿，搬运重物等列为禁忌，连跪坐都成了禁忌之一，因为这种坐姿会影响下腹部的血液循环。

为何不准跳舞？一位医生解释道，“现今流行于日本妇人社交界的‘舞蹈’会导致经期生殖器充血，进而引发

性欲亢进，造成种种妇科疾病”。★[14]

“饮用酒精饮品、咖啡等”★[15]“全身浴、半身浴、冷水浴和海水浴”★[16]也是常被提及的禁忌，但医生们在这两方面存在一定的分歧。有人建议在量多时喝咖啡或粗茶（“经期尽量选择刺激较少的食物，量多时可饮用咖啡粗茶，量少时可摄入补品”★[17]），也有人建议经期女性以“坐浴”保持清洁。

医生们还要求经期女性做好精神层面的调养（“应避免精神严重亢奋，尽量保持心态平和。因此不得一惊一乍，不得勃然大怒，以心平气和为佳”★[18]），不得出席红白喜事、参加社交活动、观看曲艺表演、阅读小说，等等。

当时的人们普遍认为，女性的神经会在初潮来临的同时变得过于敏感，此后每次来月经都会陷入容易患上精神疾病的状态。有关部门也总是将女性的自杀与扒窃和月经联系在一起（详见拙作《月经与犯罪：质疑女性犯罪论的真伪》）。专家开展精神疾病司法鉴定时，也会重点关注犯罪行为与月经的因果关系，因证实与月经有关而被判无罪的情况并不少见。

医生推荐的处置方法

医生们大力呼吁女性在月经期间通过各种方法调养身心，在“处置经血的方法”这方面当然也是各持己见。下面就让我们按时间顺序，对《妇人卫生杂志》刊登的若干篇关于经血处置方法的讲座文稿做一番回顾和梳理。

1888 年的创刊号刊登的《经期调养法》一文对经血的处置方法做了如下讲解：

> 经期“备品”（俗称“马儿”）应以新鲜清洁的布片缝制。若要使用旧布，则务必清洗干净。经期用纸非新不可，并要时常更换，万不可使用不洁之物。下层阶级常有不戴“备品”而直接将纸团置入阴道的情况，此举危害甚大。置入“化浆重抄纸”（又名“浅草纸”）恐严重危害健康，易引发难以治愈的子宫疾病，故需多加注意。★19

经期“备品”即“为经期准备的物品”——丁字带。如前所述，以棉布缝制的丁字带形似马的肚带，俗称“马儿”。

这段文字告诉我们，明治时代的女性仍在使用棉布缝制的丁字带，与江户时代并无不同。只不过文章大力倡导“用于缝制丁字带的布、与丁字带并用的一次性纸张必须保持清洁”。

每一位医生都在强调这一点，可见“使用不卫生的布和纸”是当时的常态。这篇文章还提到，在不佩戴丁字带的情况下将“化浆重抄纸（又名浅草纸）”直接置入阴道可能导致“子宫疾病”，理应杜绝。

浓尾大地震和脱脂棉的普及

《妇人卫生杂志》请到的医生大多数都认为将纸或布置入阴道（所谓的“置入法”）并不可取，但我们也找到了认同这一处置方法的例外。

> 大多数情况下，为止血使用纸类颇为危险。使用洁净白纸尚可容恕，万不可使用旧纸、浅草纸、元结漉（引用者注：用于捆绑头发的纸）或破布，上述物品皆为病因。众所周知，存在于空气中的所有物体皆

为空气包围，而空气中含有各种尘埃和致病有机物，因此若不知旧纸破布附有此类有机物，在经期用其止血，就很容易导致疾病，最好以洁净之物代替。此物质（脱脂棉）可在药铺买到。将其裁成合适的大小，以名为“纱布”的薄布（同样可在药铺购买）包裹成团，每次取三四个置入阴道并时常更换最是安全。[★20]

这位医生认为纸不适用于经血处置，但干净的纸总比不干净的要好。而他最推荐的“物质”是脱脂棉和纱布。

脱脂棉于明治十九年（1886年）被纳入《日本药典》，后因明治二十四年（1891年）的浓尾大地震（14万间房屋被毁，7200多人遇难）普及开来，在经血处置领域逐渐成为纸和布的替代品。[★21] 这篇讲座文稿发表于1897年，医生特意提及“此物质（脱脂棉）可在药铺买到”，可见当时市面上虽有脱脂棉，但人们对这种产品还不太熟悉。

木下博士的“卫生带”

4年后（1901年）发表的讲座文稿提到，“日本妇人习惯将纸置入阴道止血”，但“使用脱脂棉”的女性呈增长趋势。

> 近年来，消毒等方面的知识逐渐普及，听闻不少女性会在经期使用脱脂棉防止经血外流。但大多数人采用置入阴道的方式，若一段时间后无法取出，便不得不求助于我们医生或产婆，有时甚至会出现置入过深以至于无法取出的情况。若本人牢记不忘，倒也无伤大雅。一旦遗忘，两三日后便会下腹疼痛不适。下体严重出血的病患往往没有其他方面的问题，置入棉或纸是唯一的病因。（中略）日本妇人习惯将纸置入阴道止血，但这种做法会压迫子宫，导致子宫内充血，迅速引发疾病，且基本是终身无法治愈的严重顽疾，后果不堪设想。★22

虽然有越来越多的女性开始使用清洁的脱脂棉了，但“大多数人采用置入阴道的方式”，若无法及时取出就会导致子宫疾病，甚至有可能引发“终身无法治愈的严重顽疾”，因此这位医生建议“最好将脱脂棉置于外阴，不要置入阴道”。

也就是说,他更为推荐的是近似于现代卫生巾的用法。

在这场讲座中，医生还展示了月经带的实物，称“这是西方妇人常备之物，名曰月经带”，并对其做了具体的说明：“此物形似日本男子常用的兜裆布，以布缝制而成，方便易用。经期需频繁更换。将其围在腰间，使胶皮所在之处贴合外阴，垫入填有棉絮的纱布袋即可。棉絮可将经血尽数吸收，因此将此带套于外阴处，便丝毫不会漏出。”

除了西式月经带，这位医生还展示了向熟人借来的月经带，称“我有意推出一款借鉴这种设计的产品”。

他一手打造的月经带于同年上市。3 年后（1904 年），另一位医生在《妇人卫生杂志》刊登的讲座文稿中推荐了“用布制丁字带固定脱脂棉”的处置方法，并做了如下介绍：“专为这一目的服务的产品便是所谓的‘月经带’。欧美国家有形形色色的月经带，日本则有木下博士推出的卫生带。”★23“木下博士”正是先前那场讲座的主讲人——木下正中医生。

劳动女性如何处置经血

推荐木下正中版“卫生带”的医生如是说：“即便使用经过消毒的脱脂棉，也不得将其置入阴道深处，更不得使用肮脏的棉纸。（中略）此举极可能导致顽固的不治之症。”★24

这段文字足以说明,使用清洁脱脂棉的女性有所增加,但将其置入阴道仍是常态。医生们担心脱脂棉取不出来或导致经血难以排出，从而引发疾病，因此反对“置入法”，大力推荐“外垫法”，而《处女的卫生》一文给出了另一个建议使用“外垫法”的原因：

> 将脱脂棉或其他物品置入阴道以防止血液流出的做法是完全不可取的。(中略)可将脱脂棉裁剪成合适的大小，垫两三片在私处，再以形似男性兜裆布之物加以固定。如此便只需在经血流出后更换最贴近身体的一片，避免多余的碰触。此外，下腹部垫有脱脂棉亦可自然而然地限制妇人运动，可谓一举两得。★25

脱脂棉不置入阴道，而是垫在外面，便可“自然而然地限制妇人运动”，完美契合了经期调养的理念，实现了“一举两得”的效果——然而，说白了这就是“活动不便”。

我们可以在《妇女新闻》（1990年创刊的妇女杂志）的“卫生问答”栏目里找到蛛丝马迹。当时有劳动女性提出了关于经血处置方法的问题，而回答者并没有推荐“垫脱脂棉”这一方法。

> 问：“我因工作关系需要长时间站立，经期颇感苦恼。使用报上宣传的‘大和衣’或‘子宫套’是否更为卫生？”
>
> 答：“不妨使用以开水消毒过的细密海绵。”★26

“大和衣”与“子宫套”都是安全套的商品名。顺便一提，当年，人们使用安全套主要是为了预防性病，而非避孕。★27

不知这位“因工作关系需要长时间站立”的咨询者平时是如何处置经血的，为何“颇感苦恼”，但回答者并没有提到丁字带，而是建议她塞海绵。

下面这个例子同样出自《妇女新闻》的“卫生问答”栏目，咨询者也同样是劳动女性。

问:“我从事的是需要长时间站立的工作，月经量大于常人，如何预防经血渗漏？”

答:“除卫生棉条外并无良方。神田淡路町风云堂近期推出的卫生带也值得一试。”★28

当时的“卫生棉条”不过是揉成团的脱脂棉而已。回答者建议提问者尝试一下木下正中研发的“卫生带”，但木下强调经期重在“静养”，因此“他设计的卫生带能否承受住工作期间的活动幅度”，需要打个问号。木下还在讲座中提到，卫生带的定价在 30 ~ 50 钱[1]之间。在一个豆沙包卖 1 钱，日结劳工一天的工资也不过 40 钱★29 的年代，这个价格着实不算便宜。即便用脱脂棉，开销也比用布和纸高昂得多。

---

1 钱，货币单位，1 日元的 1/100。

被视作“优秀母体”的究竟是谁?

医生们在讲座中反复强调“经期需悉心调养”，禁止经期女性长时间站立、弯腰干活儿、搬运重物……问题是，那个年代有月经的女性里，有条件遵守上述禁令的能占到百分之几呢?

生孩子当天还在地里干活儿是农家“媳妇”的常态，这个群体显然享受不到“一来月经就休息”的待遇（尽管某些地区有将经期女性隔离在小屋的习俗）。女工[★30]和女教师也休不了假，“月经假”是很久以后才诞生的概念。

也就是说,妇人卫生会的教育对象是上层阶级的女性，所以医生列举的经期禁忌才会包括骑马、跳舞、观看曲艺表演、参加社交活动之类的事项。下面这篇文稿也能体现出《妇人卫生杂志》的读者都是上层阶级的女性。

> 部分劳动社会的妇人在经期仍可正常劳作，不受丝毫影响。但体力和健康状况不及她们的读者不在少数，因此需静心调养。[★31]

如果经期确实需要调养，照理说“劳动社会的妇人”

才更容易遭受月经带来的负面影响，可她们的经期调养并未受到重视。

正如《月经假的诞生》一书的作者田口亚纱所指出的那样，当时的社会有着强烈的“阶级意识”。★[32]在“上层阶级 / 下层阶级 = 优等人种 / 劣等人种”这一观念的驱使下，人们认定只有上层阶级的女性才能生下“健全”而“优秀”的子女。“优秀母体”的后备力量并不包括女工和穷苦农家的女儿。

直到昭和[1]时代的战争时期，才出现了不必甄选“母体”，倡导“多生多养”[2]的说法。而在此之前，社会对女性的要求一直都是“理解子女乃三界枷锁之真理，避免粗制滥造之弊端”。★[33]

在妇人卫生会组织的一场讲座中，围绕“种族卫生和妇人的觉悟”这一主题发言的医生如此旗帜鲜明地反对多生多育：“切不可胡乱生殖降低种族质量。‘越穷越生’恐致新生儿死亡率上升与低能残废者增加，催生出更多虚弱的国民，使政府不得不投入大量资源和成本加以救济，

1　昭和，1926 年至 1989 年的年号。

2　多生多养，日本在“二战”时期的动员口号。

忙得不可开交。”

这位医生鼓励“体质优秀的女性”充分发挥生育能力。至于体弱的女性，他甚至把话说到了这个份儿上——“若其不顾遗传体质贸然结婚，国家理应实施某种制裁。”★34

只有“体质优秀”的上层女性才会被视作未来的“母体”，因此妇人卫生会的教育对象也仅限于上层女性。劳动女性的月经状况和经血处置却是无人问津。

想必劳动女性也没有机会接触到《妇人卫生杂志》这种仅面向部分特定读者的妇人杂志。即便能了解杂志推荐的经期调养方法和经血处置方法，劳动环境和经济状况也不允许她们照办。

《女工哀史》中的经血处置

女工并非妇人卫生会的教育对象，但有些医生在关于经期调养的讲座文稿中提到了这一群体。

> 长期在经期剧烈活动、大量消耗体力易引发阴道炎、子宫炎等生殖器疾病。因而在工厂等不允许在经

期请假休息的地方工作的妇人，往往会患上生殖器和其他器官的疾病。★[35]

这篇文稿发表于1910年，而《工厂法》正是在次年颁布的，可见在这一时期，女工的恶劣劳动环境和劳动条件已经受到了一定的关注。但由于工业化的迅猛发展，情况持续恶化。《工厂法》在颁布5年后正式生效，但相关法条设置了许多附带条件，着实不算完善。

在这样的大环境下，社会主义者为揭发女工处境写就的纪实作品相继问世，细井和喜藏的畅销书《女工哀史》便是其中之一。此书发行于大正末期，深刻描写了全然没有考虑到经血处置问题的劳动环境。

工厂宿舍很是注重所谓的精神修养，反复教育女工要孝顺父母，要为国家努力工作，对卫生也颇为讲究，但他们所谓的“卫生”仅限于餐前的强制洗手，对女性特有的生理现象与卫生需求全无关心。而女工们从小就离开了母亲的怀抱，无人照看，也不知来月经时该如何应对，因此埋下病根。★[36]

工厂对上班期间的如厕次数做了严格的限制，因此女工们无法随意更换置入阴道的脱脂棉。

如果《妇人卫生杂志》没有在大正末年（1926年）停刊，女工倒也有可能被纳入受众群体。因为在之后的战时体制下，政府更重视“多生多育”而非“甄选母体”，并要求女性兼顾劳动与生育。旨在“保护女工母性”的月经假运动正是在这样的时代大潮之下如火如荼地开展了起来。

扯远了，还是先说回明治时代吧。

一位17岁时（1909年）迎来初潮的前女工在口述记录中提到，她来月经时习惯将两个脱脂棉球（芯子是布球，外侧以脱脂棉包裹）分别置入阴道的深处和浅处。本以为这么做的只有自己，谁知某一天去澡堂时，她竟发现排水口的金属网处有好几个类似的脱脂棉球。★37

《妇人卫生杂志》对“经期洗澡”持反对意见，但女工们洗澡是为了冲去劳动期间出的汗，保持自身的清洁。

这位女工有时会忘记取出阴道中的脱脂棉球，导致高烧和阴道渗脓。后来她听从一位前辈女工的建议，用水将阴道深处冲洗干净，病自然而然就好了。正如医生们所说，“将脱脂棉置入阴道”确实有可能引发上述问题，不过有些女性能用“土办法”治好自己。

对置入法的偏见

“有损健康”并非医生们反对置入法（将纸或脱脂棉置入阴道）的唯一理由。

下面这段文字出自某妇人杂志刊登的“内裤式胶皮月经带”广告。大标题是“妇人如何保持胯下之美”。

> 贵妇、千金、艺伎和女学生自不用论，连女仆都离不开这种卫生用具。妇人最为畏惧的子宫病和生殖器病皆为经期不注重调养所致。
>
> 本品既可防患于未然，又可防止青春期处女最忌讳的自渎，还能防止花柳病的传播，可谓一举三得，出门远行时也请务必随身携带。★38

这款月经带不仅可以预防疾病，还能“防止自渎”。也就是说，人们认为将纸或布置入阴道会导致“自渎”。

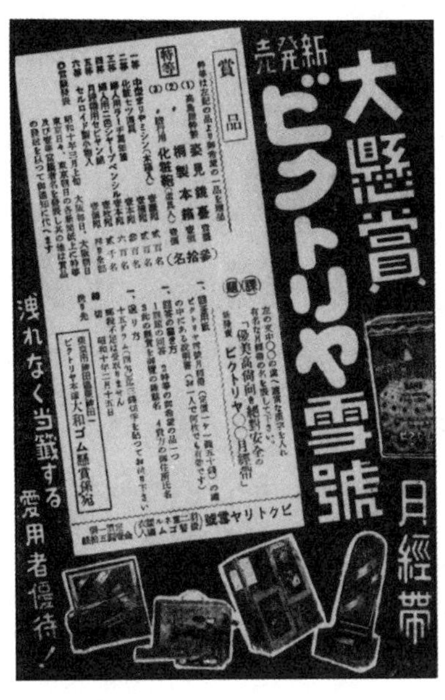

“内裤式胶皮月经带”广告

图中文字：

◆妇人如何保持胯下之美

向全国妇人奉上最新颖时髦的内裤式胶皮月经带，无须在如厕时卸下，几乎无须清洗，可用作温养子宫之围腰，触感极佳。

贵妇、千金、艺伎和女学生自不用论，连女仆都离不开这种卫生用具。妇人最为畏惧的子宫病和生殖器病皆为经期不注重调养所致。本品既可防患于未然，又可防止青春期处女最忌讳的自渎，还能防止花柳病的传播，可谓一举三得，出门远行时也请务必随身携带（详情请见申购后免费寄送的说明书）。

绪方正清（开办了在当时非常罕见的妇产科医院，后任大阪府医师会首任会长）在《妇人家庭卫生学》（丸善，1916 年）一书中直截了当地阐述了置入法与“手淫”的关联。

> 女性生殖器会在月经前后充血，容易亢奋，进而导致手淫。因此使用日式月经棉条（日本人所谓的私密棉或私密纸）与西方人的月经带时需严加注意。★39

除了“日式月经棉条”，绪方还点名了月经带。许是因为月经带比丁字带更贴近身体，所以更容易让人产生那方面的联想。

对置入法有所误解并不是这个时代独有的现象。例如，1978 年出版的《性行为不端：追踪失足的初高中女生》一书指出，在当时备受关注的少女卖淫问题正是使用卫生棉条所致。

作者千田夏光称，有位妇产科医生朋友请她代为宣讲卫生棉条的害处。医生的观点是，“使用这种卫生用品会让少女对生殖器产生不必要的兴趣。由于每次使用都要摸索着置入阴道，未经人事的少女极易弄伤处女膜”，“进而在一定程度上学会手淫，产生性冲动的概率也必然升高”。

千田还对这一观点做了些许补充：“据统计，日本女性的平均月经持续天数为五到六天。按每天更换三次棉条计算，每月置入、取出异物的次数便高达十五到十八次，产生性冲动的概率确实会升高。”

翌年出版的《现代性教育研究》一书中则有这样一句话：“一项调查显示，抵制使用卫生棉条的教师似乎有将使用卫生棉条的学生视为‘异端分子’的倾向。”由此可见，连开展性教育的教师都对卫生棉条持有一定的偏见。

高档月经带“维多利亚”

以防止“自渎”为卖点的“内裤式胶皮月经带”广告刊登于明治四十二年（1909 年）。本节将对明治大正时期的经血处置产品略作梳理。

最先上市的便是木下正中打造的“卫生带”。1901 年，木下在妇人卫生会的讲座中提到，他有意推出一款借鉴了西方月经带的产品。而“卫生带”也确实在同年通过“神田淡路町风云堂”上市了，《妇女新闻》的“卫生问答”专栏便是佐证。但“卫生带”究竟普及到了何种程度尚待考察。

1908年，《女学世界》刊登了一则广告，大力宣传“东京慈惠医院毕业的产婆山田逸子”（部分广告写作“山田逸”）“仿效欧美国家之先例，承蒙专家大师指点，经多年实验创制”的“月带”。这款产品用胶皮和产自意大利的法兰绒制成，佩戴时需以别针固定。广告称它是“贵妇、千金、女教师、音乐家、女学生等日常活跃之妇人不可或缺之利器”。定价为“特等品”1.25日元，“甲等品”85钱，“乙等品”55钱。★[40]当年地铁山手线的起步价为5钱，日结劳工每天的工资为53钱。★[41]

1909年的《妇人世界》则刊登了“月衣”的广告，称其“用法简单，只需替换棉片，可反复使用数年”。定价为60钱。“邮费8钱，清韩桦太台湾30钱”。★[42]在妇人杂志上打广告的商品大多可以邮购。

明治末年（1910年前后），有商家进口了美国产的“维多利亚”月经带，妇人杂志上也频频出现这款产品的广告。下面这段文字便出自经销商平野久次郎商店的广告。

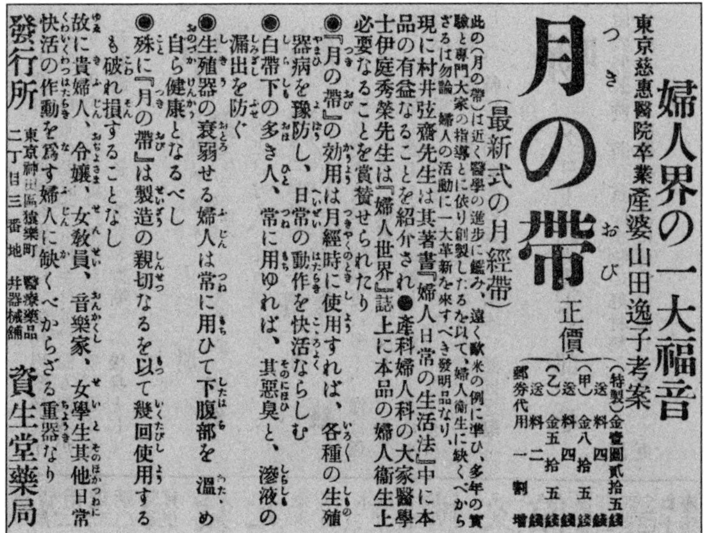

“月带”的广告

图中文字：

◆妇人界一大福音

东京慈惠医院毕业的产婆山田逸子

精心设计

◆月带　官方定价：

特等品 1.25 日元（邮费 4 钱）

甲等品 85 钱（邮费 4 钱）

乙等品 55 钱（邮费 2 钱）

以邮票支付收取额外手续费 10%

◆最新式的月经带

“月带”乃山田逸子以飞速发展之医学为基础，仿效欧美国家之先例，承蒙专家大师指点，经多年实验创制。妇人卫生必不可少，妇人活动的一大革新就此开启。

村井弘斋老师在其著作《妇人日常生活法》中力赞本品。

◎妇产科泰斗伊庭秀荣医生在《妇人世界》中对本品大加夸赞，称其为“妇人卫生必备之物”。

◎于经期使用可有效预防各种生殖器疾病，且便于日常活动。

◎白带偏多者可日常佩戴，防止异味及渗液漏出。

◎生殖器衰弱的妇人亦可日常佩戴，以温热下腹部增进健康。

◎设计精巧，可反复使用，无须为破损担忧。

因此月带乃贵妇、千金、女教师、音乐家、女学生等日常活跃之妇人不可或缺之利器。

◆销售商：东京神田区猿乐町二丁目三番地医疗药品器械商 资生堂药局

维多利亚安全带为美国专利产品，可谓完美无缺，适合于衣着轻便、容易为月经烦恼的夏季使用。无论您多么活泼好动，都不必担心破损与渗漏。总重不过七文[1]，全无负担感，实属盛夏季节妇人必备的新式进口产品，敬请一试。★43

同样进口了"维多利亚"月经带的大谷兄弟商会在广告中提到，"于经期置入脱脂棉等物防止排血，不日便会患上让人不寒而栗的疾病，久治不愈"★44。

"维多利亚"月经带的卖点是以胶皮防止经血渗漏，但由于货量稀少且价格昂贵（单价 1.5 日元），未能广泛普及。当时日结劳工的工钱不过 56 钱★45，"维多利亚"的价格几乎是这个数字的 3 倍，而且使用胶皮的部分容易撕裂，并不耐用。★46

大正二年（1913 年），以安全套为主的胶皮产品厂商大和真太郎开始在日本生产并销售"维多利亚"。★47 定价为 70 钱，比美国原装进口版便宜了一半还多，但仍属于奢侈品。4 年后的广告中不仅有售价 70 钱的"特制罐装"款

1　文，重量单位，约为 3.75 克。

“维多利亚月经带”的广告

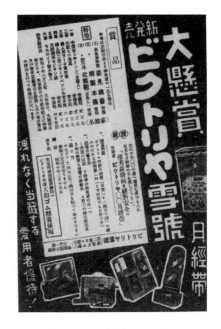

图中文字：

◆大抽奖

全新上市 维多利亚雪号月经带

奖品

特等奖：任选其一

（1）高岛屋特制 全身镜台1台

（2）高岛屋特制 桐木书箱1个

（3）高岛屋特制 旅行专用化妆包（配工具）1个（30名）

一等奖：中型玛丽亚缝纫机（配木箱）1台（200名）

二等奖：全套化妆工具1套（200名）

三等奖：女式大号钢笔1支（300名）

四等奖：女式两色自动铅笔1支（600名）

五等奖：月经带专用优等棉1片（2000名）

六等奖：赛璐珞小盒（未中其他奖项者）

·公布结果

昭和十年（1935年）3月上旬将于《大阪每日》《大阪朝日》《东京日日》《东京朝日》等各大报刊公布特等及部分奖项的中奖名单，其余直接寄送奖品。

·问题

请在下文○○处填入正确的文字，组成著名月经带的商品名。

“新上市 优美高尚绝对安全的维多利亚○○月经带”

◆答题纸：维多利亚雪号月经带（定价1.5日元）包装中的说明书（不限张数）

◆写法：1. 问题的答案 2. 中意的特等奖奖品 3. 看到此次抽奖活动的杂志 4. 姓名住址

寄送方法：15克（4文）以下贴3钱邮票，邮费不足退回。

截止日期：昭和十年二月十五日

寄送地址：东京市神田区东神田 维多利亚本铺 大和胶皮抽奖组

维多利亚雪号

（纺绸法兰绒腰衣+可替换胶皮垫）定价1.5日元

人人有份 老客户优先！

和“特制袋装”款，还有售价55钱的“标准袋装”款，想必是为了迎合消费者的需求另行推出的平价版。

月经带的“大王”“女王”之争

除了“维多利亚”，大正年间的人们还能在药店、杂货店购买或邮购“安全带”“保护带”“妇人保护带”“皇家月经带”“视窗型围腰月经带”“喀秋莎月经裤”“天使月经带”“妇人内裤”等月经带类产品，★48 其中最常见的是“腰带式”（将吸收带固定在腰间的绑带上）。将“腰带式”替换成“月经裤”倒也并无不可，但后来市面上又出现了几款商品名为“××月经裤”的短裤式月经带，因此本书将前者统称为“腰带式”，以示区别。

在明治年间率先上市的“安全带”喊出了“月经带大王”的宣传口号。其广告上印有两种款式的示意图，分别是“特制款”和“适合年长者”的“普通款”。★49

另一则“安全带”的广告以“某医学博士称经期使用脱脂棉危害甚大”为标题，表示“置入”脱脂棉会导致经血滞留与纤维残留，“易引起‘子宫病’‘歇斯底里’等

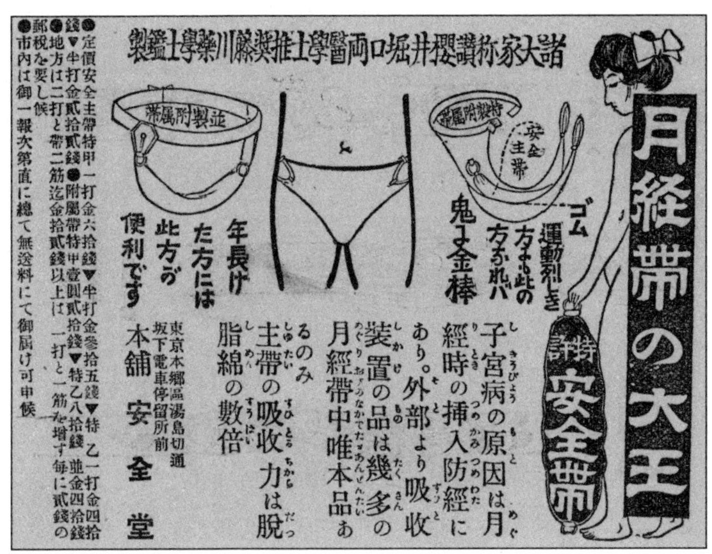

"安全带"广告

图中文字：

◆月经带大王　专利安全带

各路专家盛赞 医学士樱井堀口推荐 药学士藤川监制

普通附属带 年长者选用此款 更为便利	特制附属带 安全主带 胶皮 剧烈运动者选用此款 如虎添翼

子宫病乃经期插入止血所致。外置吸收型月经带众多，唯本品独步天下。主带吸收力高达脱脂棉数倍。

东京本乡区汤岛切通

坂下电车站前

本铺 安全堂

定价：安全主带 特甲 1 打 60 钱 / 半打 35 钱 / 特乙 1 打 40 钱 / 半打 22 钱

附属带 特甲 1 日元 20 钱 特乙 80 钱 普通 40 钱

外地邮购：两打加两条附属带 12 钱

在此基础上每多订 1 打与 1 条，邮费增加 2 钱

市内请联系本店，一律免费送货上门。

病症”。★[50]

“安全带”由月经带和吸收带组成。商家将月经带称为“附属带”，将吸收带称为“安全主带”，其重点推销的似乎是“吸收力高达脱脂棉数倍”的“主带”。不同时期的价格略有差异，大致为“附属带”40钱（普通）至1.2日元（特甲），“主带”一打40钱（特乙）至60钱（特甲）。根据产品说明，“附属带”可使用4—5年，“主带”用于吸收经血，每次月经用“半打（6条）”足矣。★[51]耗材属性的“主带”对销售额的贡献应该更大。

“皇家月经带”的广告称“本品乃日本首创，部件可替换，方便、卫生又舒适，经久耐用”。一套两条，售价为1.2日元。

“视窗型围腰月经带”的经销商“小冢商店”还推出了与之形状相似的“痔疮回托器械”。

“喀秋莎月经裤”这一商品名许是取自艺术座[1]的松井须磨子演唱的热门流行歌曲《喀秋莎之歌》。售价为“袋装”版60钱，“盒装”版45钱。当时豆沙包卖2钱，日结劳工的工资为70钱。★[52]这款商品以“月经带女王”为

1 艺术座，东京有乐町的东宝直营剧场。

宣传口号，想必其假想敌正是“月经带大王”——“安全带”。

总之，当时市面上出现了各种各样的月经带。但川村邦光的《少女的身体：女性的近代与性》一书称，“‘维多利亚月经带’在大正年间几乎垄断了月经带市场”。《女学世界》《妇人世界》等妇人杂志几乎期期都有“维多利亚”的整页广告。其主要购买者很可能是觉得传统的丁字带使用不便，又通过妇人杂志等渠道了解到了置入法的危害，而且手头相对宽裕的女学生和家庭主妇。

即便如此，将碎布或脱脂棉置入阴道的女性仍是大多数。在大正初期，市面上还出现了“清洁球”“月经球”和“西棉条”之类的产品，★53 但其本质都不过是加工成球形的脱脂棉而已。直到20世纪30年代，为处置经血多方改良的卫生棉条才正式问世。

处置经血的记忆：生于1900年的大阪女性

以下几节将结合《女性的节律：月经，来自身体的讯息》★54 一书收录的口述记录回顾当年的女性使用的经血处置方法。

第一位讲述者山田清子女士明治三十三年（1900年）生于大阪，大正五年（1916年）16岁迎来初潮，接受采访时已是81岁。

从高等小学[1]毕业后，她便离家做工了。不过第一次来月经时，她刚好在家过年。她从未听母亲或老师提起过月经，也从未跟朋友讨论过这个话题，不过她“看到过别人出丑，所以早就知道有这么回事了”。

起初“下来的东西黑不溜秋的，跟鱼的内脏似的”，她都没想到那是经血。但“第二天下来的带了点血色，我就想：‘啊！肯定是那个来了！’当时我都没跟父母说，毕竟大过年的”。

于是她便将手纸垫在身下，躺着不动，免得经血漏出来，结果“妈妈见我动不动就往厕所跑，便问‘你是不是来那个了’”。母亲立即翻出布料，为她缝制了丁字带。

她给我做了一条形似现在的越中兜裆布的东西，在上面垫了纸，教我该怎么系在身上。这下总算是放

1　高等小学，明治维新时期到“二战”爆发前的教育机构，相当于现在的初一、初二。

心了。要是就我一个，天知道该怎么办才好。那时还没有平角短裤呢，只有贴身的衬裙，漏了可怎么得了啊。幸好妈妈教了我怎么对付，可算是松了口气。（中略）刚开始还是很怕的，毕竟兜裆布不比现在的平角短裤，侧面没有布料拽着，生怕走着走着就顺着大腿滑下来。所以我起初还想，这下可不能到处乱走了。不过日子久了，就摸索出了诀窍（笑）。

母亲告诉她手纸很容易破，教她把结实的和纸揉皱了垫在丁字带里。山田女士的初潮持续了大约 1 周，之后 1 年都没有来月经。她听母亲说这是常有的事，便没有太担心。

1 年后，她在做工的地方又来了月经，这才用起了脱脂棉。她看到同龄室友买来脱脂棉自制棉条，于是有样学样。

我看她们总在做手工，就观察了一下，发现她们买来脱脂棉裁剪成方形，再把和纸裁小了、揉软了塞到棉片中间，做成一根根小棍子，来了月经就塞到下面去，说是出门在外也不容易漏，（中略）都不用系兜裆布了。从那以后，我也开始用这个法子了。

如今店里卖的卫生棉条都自带拉绳，方便在使用后取出，但当年的自制棉条并没有拉绳，不能推得太深，所以取出来倒也不难。虽然放置位置较浅，但“习惯了就感觉不到了，该干什么干什么，不至于不敢动”。

山田女士从朋友那里学到手工棉条的做法时，市场上已经出现了“维多利亚”等月经带产品，但现成的月经带似乎并不存在于她的生活圈内。

处置经血的记忆：生于1907年的仙台女性

下面是《女性的节律：月经，来自身体的讯息》收录的另一则口述记录。讲述者郡山女士 1907 年出生于仙台。与山田女士一样，她也是 16 岁时迎来初潮，接受采访时 73 岁。

我的初潮是 16 岁那年来的，在当时偏晚。在那个年代，月经是最忌讳的话题，我都没跟母亲和姐姐聊过，但也在不知不觉中通过某些渠道了解到了月经的存在，所以来初潮的时候也没有太惊慌失措。

郡山女士用于处置经血的是一种叫“畚形兜裆布”[1]的丁字带外加脱脂棉。先将脱脂棉裁成小段，像用卫生棉条那样推进去，再将折叠过的脱脂棉片用作卫生巾，垫在“畚形兜裆布”里。

我每天都会换好几次脱脂棉，可是换得再勤，兜裆布一天下来还是会被干了的经血弄得硬邦邦的。现在回想起来，一天到晚穿着被血浸透的硬布条实在是难受极了。用过的兜裆布要泡在桶里洗干净，晾在杂物间里。照理说是该晒晒太阳消消毒的，可妈妈说那是污秽之物，见不得光，当然也不能让别人看到——可我后来觉得晾在杂物间里别扭得很，就另外找了一个能晒到太阳，通风也好，又不会被人看到的地方。

1　畚形兜裆布，越中兜裆布的简化版，形状与现代内裤相近。“畚”是用草绳编成的网篮状运土器具。

在初潮到来的约莫6个月后，郡山女士遇到了“维多利亚”。

那东西叫维多利亚月经带，是叠好了放在罐子里的。用的是白色的天鹅绒布料，看着跟现在的比基尼似的。裆部是薄薄的驼色胶皮，可以伸缩。把脱脂棉垫在胶皮那里，就不那么容易掉了（相较于兜裆布）。虽然偶尔还是会弄脏衬裙，但不至于渗出来。

保险起见，郡山女士会先在胶皮处垫一层破布，然后再垫脱脂棉。

可用了3个多月就不行了。哪怕洗干净了阴干，裆部的胶皮还是会粘住……后来也不知道过了多久，市面上出现了可以只换胶皮的产品，胶皮是用按扣固定的。还记得价钱挺贵的，毕竟是新产品。

《妇人卫生杂志》的医生认为置入法风险太高，更推崇外垫法。但是像郡山女士那样两者并用的女性也不在少数，许是为了防止脱脂棉脱落或经血渗漏。时至今日，仍有许多女性同时使用卫生棉条和卫生巾。

日本国产版“维多利亚”于1913年上市，但直到1923年左右才能在郡山女士的生活圈里买到。“维多利亚”可以通过妇人杂志邮购，居住在乡村的女性也能买到，但在实体店上架的时间似乎存在一定的城乡差异。郡山女士对“维多利亚”给予了肯定，但也指出它在耐用性和价格方面存在一些问题。

郡山女士从未与母亲和姐姐讨论过月经，因为那是“最忌讳的话题”。经血处置用品明明是每个有月经的女性都离不开的必需品，却成了长辈口中“见不得光”的“污秽之物”。

日本的经血处置用品发展迟缓的背景原因，正是视月经为禁忌与污秽的成见。

处置经血的记忆：生于1910年的东京女性

20世纪70年代的《妇人公论》刊登了一位东京女性的经历，在此一并介绍。

这位讲述者生于明治四十三年（1910年），大正十三年（1924年）迎来初潮（时间与郡山女士相近），时年14岁。

14岁那年春天，妈妈告诉我每月来一次月经是长大成人的标志。她递给我一条用对折的手巾和绳子做的丁字带，让我也做几条一样的备用。我都不明白妈妈是什么意思，在女校洗手间看到用过的丁字带时，还大惊小怪地嚷嚷“有人吃坏了肚子”。那年夏天，我去叔叔家做客时来了初潮，很是困窘，谁知全家都说这是大喜事。当年的用品都不太完善，必须垫几张对折的手纸进去，或者用安全别针固定住前面。市面上已经有了中间是胶皮的丁字带，但还是不甚完美，大家都会自己想办法改进。据说灯芯很能吸水，于是有人把好几条灯芯装在袋子里垫在下面。当年的医生好像会让生完孩子的人用卫生棉条。那个时候的棉条就是用纱布裹着的脱脂棉，上面连着一根线。听说有位勇敢的朋友搞了点棉条下海游泳，还说感觉很舒服，我着实吃了一惊。夏天特别头疼，经血渗到浴衣上是常有的事。遇到这种情况，我只能把腰带垂到腰间，匆匆赶回家去。★55

这位讲述者在银座出生长大，上过女校。与先前的两位讲述者不同的是，她在初潮到来之前就从母亲那里得知了月经的存在，也准备好了丁字带。即便是在大正末年的银座，处置经血的基本用具似乎仍是手工缝制的丁字带——至少讲述者的母亲是这么认为的。

讲述者说“市面上已经有了中间是胶皮的丁字带”，可见对她而言，胶皮月经带本身并不新鲜，但现有的产品“不甚完美”，所以“大家都会自己想办法改进”。她好像没有使用置入法，这也是与前两位讲述者的不同之处。

最开始使用母亲传授的自制丁字带（兜裆布），习惯后通过其他渠道获取信息，设法完善经血处置方法（或自制卫生棉条，或改造市面上销售的月经带）——这便是3位在大正年间迎来初潮的女性的共同点。

今时今日，关于女性卫生用品的信息能通过电视广告整齐划一地传播到全国的角角落落。无论去日本哪个地方的便利店和药妆店，都能买到相同的产品。但在那个年代，经血的处置方法视居住地与社会立场（工人、学生等）而异。

对现成卫生棉条的抵触

到了昭和年间，“好朋友月经带”“护士长月经带”“高雅月经带”“斯威塔尼亚月经带”等产品批量上市。昭和五年（1930年）上市的卷筒式脱脂棉“白牡丹”[★56]应是专为与月经带并用而开发的产品。

上述产品中也有刻意没有使用胶皮的布制月经带。胶皮月经带具有“不易渗漏”“（经血）不易产生异味”等优点，但也存在“不透气”“易引发皮炎”“有胶皮味”等缺点。

单看妇人杂志上的广告，当时普及度最高的产品应该是“维多利亚月经带”和“好朋友月经带”——1930年的每一期《妇人俱乐部》与《主妇之友》几乎都有这两款产品的整页广告。市面上刚出现月经带类产品时的“女学生”成了这两本杂志的主要读者，于是月经带的使用者也在这一过程中逐渐增加了。

随着女性着装的日渐西化，传统的日式衬裙被平角短裤取代，月经带的主流形态也从“腰带式”变成了“短裤式”。

20世纪30年代后期，“维多利亚”和“好朋友”都在原有的“腰带式”月经带的基础上推出了“短裤式”月经带。1939年的“护士长月经带”广告同时宣传了两种款式，分别是“经期专用型”和“短裤兼用型”，还配了一句“短裤兼用型好评如潮”。战后的“黑色弹力裤”（裆部有胶皮涂层的短裤）与之一脉相承。

坊间盛传昭和七年（1932年）发生的日本桥白木屋百货店火灾是短裤普及开来的“直接原因”。★[57]据说火灾发生后，有一位身着和服的女店员在借助救生绳从窗口逃生时，担心下方的救援人员和围观者看到自己的私处，只得用一只手按住衣服的下摆，结果没能抓紧绳索，最终坠楼身亡。但井上章一在其著作《走光：羞耻心的现代史》（朝日新闻社，2002年）中推翻了“短裤的普及归功于白木屋百货店火灾”的说法。而且短裤的穿着人数并没有在这一时期骤增。有资料显示，在白木屋火灾的第二年，走在银座街头的女性有81%身着和服，穿洋装的不过19%。★[58]

如前所述，大正四年（1915年）市面上出现了一款名为“西棉条”的脱脂棉，但它也仅仅是加工成球形的脱脂棉而已。

昭和十三年（1938年），合资公司樱冈[1]研究所（卫材株式会社的前身）推出了“Sampon”。这是日本首款为处置经血研发的卫生棉条，其形态也与现在的棉条十分接近。樱冈研究所的创始人是曾任职于田边元三郎商店（东京田边制药的前身，现已合并为田边三菱制药）的内藤丰次。在“Sampon”上市的同一年，田边元三郎商店也推出了一款用和纸制成的卫生棉条，商品名为“Champon”。

“Sampon”是以脱脂棉压制的炮弹型棉条，据说可吸收20毫升的经血。★59一盒12条，售价45钱。当时豆沙包卖5钱，大瓶啤酒卖41钱。★60

这些现成的卫生棉条产品遭到了医生们的猛烈抨击。最具代表性的评语出自东京女子医科大学创始人吉冈弥生——“将男人以外的东西置入女人神圣的私处成何体统”。★61战争导致的原材料短缺也对棉条类产品造成了严重的冲击。

话说1939年的“护士长月经带”广告里提到，“这款产品由吉冈弥生医生操刀设计”。也许反对置入法的立场，就是促使她参与设计月经带的契机。同年的“好朋友月经

1　樱冈，原文为“樱丘”，但官方主页写的是“樱冈”。

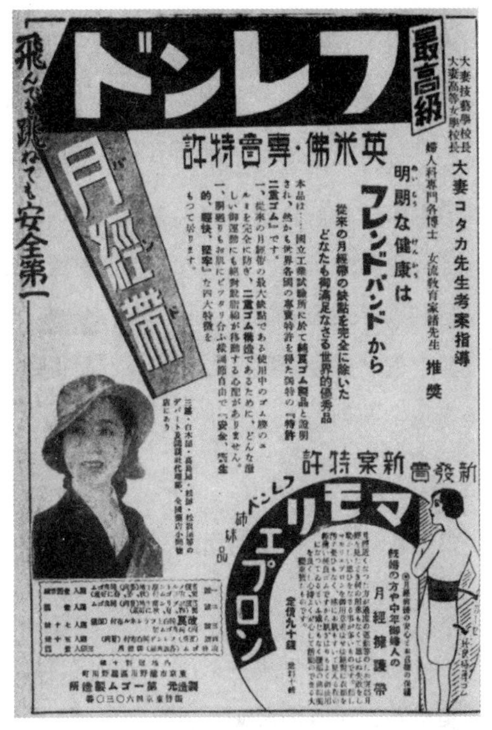

"好朋友月经带"广告

图中文字：

◆最高级　好朋友月经带
　英美法特许专利
　跑跑跳跳 安全第一
　大妻技艺学校校长、大妻高等女校校长
　大妻小多香老师指导设计
　著名妇科博士、女性教育专家推荐
　明朗健康，从好朋友月经带开始
　摒除传统月经带的缺点，谁用谁满意的
　世界级佳品

带”广告也有这么一行字——“大妻小多香老师指导设计”。这位大妻老师正是大妻女子大学的创始人。看来女性教育家的权威认证可大大提升广告的说服力。

但也不是所有女性教育家都反对置入法。早在各路专家宣传置入法弊端的大正十三年（1924 年），《主妇之友》上的“月经球”广告便称该产品得到了嘉悦孝子老师（嘉悦学园创始人）的推荐。

战时如何处置经血

发动全面侵华战争（1937 年）后，日本无法再从中国购买棉花，仅有的脱脂棉也都优先供应给了军队。

1938 年 10 月的《主妇之友》刊登了“时尚垫”（一款类似脱脂棉的产品）和“时尚月经带”（不使用胶皮的月经带产品）的广告——“本品绝非替代品，性能优于以往。胶皮和脱脂棉（棉花）为重要军需物资，普通人要尽量少用，从这一角度看，本品也值得推荐”。★62

翌年的《主妇之友》刊登的“好朋友月经带”广告中出现了颇具战时色彩的宣传口号：“枪后飘香的明朗女

性美！”

1940 年 4 月的《主妇之友》刊登了题为“脱脂棉的家庭再生法与替代品的制作方法”的特辑，内容涉及“如何去除脱脂棉吸附的经血”“如何消毒脱脂棉”“如何将反复使用破烂不堪的脱脂棉装进布袋回收利用”“如何用装有青梅棉[1]、草木灰和米糠的布袋吸收经血”等。

在太平洋战争爆发的 1941 年，脱脂棉因基于《国家总动员法》的“生活必需物资管制令”改为配给，于是陆军省便要商工省研发脱脂棉的替代品。此时应运而生的便是纸棉。所谓纸棉，就是经特殊的褶皱加工后更易吸收水分的纸。纸棉起初被称为“棉纸”，意为“代替棉花的纸”。[★63]然而，纸棉的供应量仍无法满足民众的需求。下面这段文字便出自一篇回顾了那个时代的报道。

> 各种物资极度匮乏，脱脂棉、布和纸当然都很难买到，因此月经临近时难免要为如何处置发愁。母亲只得将漂白布的两端缝起来垫在身下，反复清洗。[★64]

1　青梅棉，未经脱脂漂白的生棉。

有些女性用回了传统的手工丁字带，但似乎也有不少女性选择将破布或其他东西直接置入阴道。上文提到的《女性的节律》中也有关于战时经血处置的描述：

> 对那些在战时被派去参与艰苦的体力劳动和防空演习的女性而言，处理在两腿之间扭曲变形的丁字带、吸饱经血的再生棉和破布是不折不扣的痛苦。战时停经的女性在事后回忆时感叹“幸好没来”，恐怕也是有感而发。
>
> 在战争期间，许多女性学会了所谓的置入法（将用于吸收经血的物品置入阴道）。这可能是物资极度匮乏和战时生活的不便所致。因为战时需要剧烈运动，连上厕所的时间都难以保证。★65

“战时停经”指空袭造成的精神压力与食物不足导致的停经。欧洲早在1917年（第一次世界大战期间）就出现了类似的病例。★66

“二战”刚结束时的妇人杂志常有讲解置入法危害的文章（恰似当年的《妇人卫生杂志》），这也能从侧面体现出许多女性在战争期间用惯了“自制卫生棉条”，以至于战后也沿用了这一做法。

例如，1950年出版的《妇人卫生》（主妇之友社）指出，“常有中年妇人以棉花或碎纸填塞阴道口，然此法极不卫生，易引发细菌感染，须坚决杜绝”。

因明治后期到大正年间的医学“启蒙”有所减少的自制棉条受战争影响卷土重来，阐述其危害的文章也因此日益增加。也正是在这样的社会背景下，厚生省（现为厚生劳动省）在1948年将卫生棉条指定为医疗用具（现称“医疗器械”），并制定了严格的卫生标准。★67

月经次数与女性卫生用品的进化

1951年（“二战”结束6年后），脱脂棉取消配给，形形色色的月经带重归市场。但女性们还是无法获取（至少无法在市面上买到）可以让她们忘记月经的存在、全身心投入运动与工作的卫生用品。

就算有些女性没有在经血处置方面感到不便，十有八九也是“习惯成自然”所致。前文提到的郡山吉江女士的口述记录中有这样一句话——“现在回想起来，一天到晚穿着被血浸透的硬布条实在是难受极了”。事后想来着实难熬，在当时却是常态，早就习以为常了。

旧时女性的月经次数不如现代女性多，也是女性卫生用品迟迟没有发展起来的原因之一。

比较一下平均值便知一二：假设一位12岁时迎来初潮、51岁绝经的现代女性生育2个孩子，每个孩子哺乳1年，那么她有月经的年数约为35年。将月经周期算作28天，那就是每年来13次月经，一生中总共来455次月经。

那明治年间的女性呢？她们的初潮比现代女性晚2年，绝经时间则要早2年。以生育5个子女为前提，再算上比现代更长的“哺乳停经期”，一辈子总共也就来50次月经而已，★68“婚后几乎没来过月经”也不是什么稀罕事。月经次数如此之少，自然就没有必要改进卫生用品了。

月经用品没有发展起来的另一个原因在于观念。旧时人们视月经为“污秽”，认为那是跟“女人的下三路”有关的东西，因而等闲视之。下一章将着重探讨月经为何会被视作禁忌和污秽，以及此类观念与女性的生活有着怎样的联系。

对不方便的经血处置方法的“习惯”，肯定也包括了对“出丑”（如经血渗漏、脱脂棉掉落）的“习惯”。其实这种“习惯＝豁达”很值得我们后人借鉴。今时今日，随着女性卫生用品的发展，人们倾向于将“出丑”定性为“不可能发生的情况”，但这又何尝不是一种过度的“月经透明化”呢？

经血毕竟是排泄物，存在传播疾病的风险，因此需要进行安全卫生的处置，不能让其暴露在众目睽睽之下，但我们也不需要因此假装“月经这一生理现象并不存在”。

作者引用：

★1 《日本史事典》(第三版)，旺文社，2000年，词条“麻”。

★2 《粪尿与生活文化》，李家正文著，泰流社，1987年。

★3 《药草编年史:学习古代医学的智慧》，槙佐和子著，筑摩书房，1989年。

★4 《日本史事典》(第三版)，旺文社，2000年，词条“纸”。

★5 《女性的节律：月经，来自身体的讯息》，《女性的节律》编写组编，现代书馆，1982年。

★6 《妇人卫生杂志》第137期，1901年。

★7 《妇人卫生杂志》第177期，1904年。

★8 《妇人卫生杂志》第116期，1899年。

★9 《妇人卫生杂志》第245期，1910年。

★10 《妇人卫生杂志》第137期，1901年。

★11 《妇人卫生杂志》第245期，1910年。

★12 《妇人卫生杂志》第137期，1901年。

★13 《妇人卫生杂志》第177期，1904年。

★14 《妇人卫生杂志》第379期，1926年。

★15 《妇人卫生杂志》第253期，1910年。

★16 《妇人卫生杂志》第379期，1926年。

★17 《妇人卫生杂志》第379期，1926年。

★18 《妇人卫生杂志》第253期，1910年。

★19 《妇人卫生杂志》第1期，1888年。

★20 《妇人卫生杂志》第88期，1897年。

★21 社团法人日本卫生材料工业联合会编写。

★22 《妇人卫生杂志》第137期，1901年。

★23 《妇人卫生杂志》第177期，1904年。

★24 《妇人卫生杂志》第177期，1904年。

★25 《妇人卫生杂志》第246期，1910年。

★26 《妇女新闻》第26期，1900年。

★27 《价格的明治大正昭和风俗史 再续》，周刊朝日编，朝日新闻社，1982年，词条“皮肤”。

★28 《妇女新闻》第62期，1901年。

★29 《价格的明治大正昭和风俗史》，周刊朝日编，朝日新闻社，1981年。《价格的明治大正昭和风俗史 续》，周刊朝日编，朝日新闻社，1982年。

★30 为与引用文献保持一致，本书使用“女工”这一称法。

★31 《妇人卫生杂志》第219期，1908年。

★32 《月经假的诞生》，田口亚纱著，青弓社，2003年。

★33 《妇人卫生杂志》第319期，1916年。

★34 《妇人卫生杂志》第319期，1916年。

★35 《妇人卫生杂志》第253期，1910年。

★36 《女工哀史》（日本无产阶级文学集33，纪实文学集Ⅰ），细井和喜藏著，新日本出版社，1988年。

★37 《女性的节律：月经，来自身体的讯息》，《女性的节律》编写组编，现代书馆，1982 年。

★38 《女学世界》1909 年 12 月号。

★39 《少女的身体：女性的近代与性》，川村邦光著，纪伊国屋书店，1994 年。

★40 《女学世界》1908 年 4 月号。

★41 《价格的明治大正昭和风俗史 续》，周刊朝日编，朝日新闻社，1981 年。《价格的明治大正昭和风俗史 再续》，周刊朝日编，朝日新闻社，1982 年。

★42 《妇人世界》1909 年 10 月号。

★43 《妇人世界》1912 年 7 月号。

★44 《妇人世界》1912 年 9 月号。

★45 《价格的明治大正昭和风俗史 再续》，周刊朝日编，朝日新闻社，1982 年。

★46 《女性的节律：月经，来自身体的讯息》，《女性的节律》编写组编，现代书馆，1982 年。

★47 《性的王国》，佐野真一著，文艺春秋，1981 年。

★48 《女学世界》《妇人世界》《妇女新闻》刊登的广告。

★49 《少女的身体：女性的近代与性》，川村邦光著，纪伊国屋书店，1994 年。

★50 《妇人世界》1911 年 11 月号。

★51 《价格的明治大正昭和风俗史》，周刊朝日编，朝日新闻社，

1981 年。《价格的明治大正昭和风俗史 续》，周刊朝日编，朝日新闻社，1982 年。

★52 《价格的明治大正昭和风俗史》，周刊朝日编，朝日新闻社，1981 年。《价格的明治大正昭和风俗史 续》，周刊朝日编，朝日新闻社，1982 年。

★53 《女学世界》《妇人世界》《妇女新闻》刊登的广告。

★54 《女性的节律：月经，来自身体的讯息》，《女性的节律》编写组编，现代书馆，1982 年。

★55 《妇人公论》1973 年 8 月号。

★56 社团法人日本卫生材料工业联合会编写。

★57 《安妮卫生巾的社会史》，小野清美著，JICC 出版局，1992 年。

★58 《增补版　昭和平成家庭史年表 1926—2000》，下川耿史、家庭综合研究会编，河出书房新社，2001 年。

★59 卫材提供的资料。

★60 《价格的明治大正昭和风俗史》，周刊朝日编，朝日新闻社，1981 年。

★61 《妇人公论》1973 年 8 月号。

★62 《主妇之友》1938 年 10 月号。

★63 社团法人日本卫生材料工业联合会编写。

★64 《妇人公论》1973 年 8 月号。

★65 《女性的节律：月经，来自身体的讯息》，《女性的节律》编写组编，现代书馆，1982 年。

★66 《女性与犯罪》，广濑胜世著，金刚出版社，1981 年。

★67　社团法人日本卫生材料工业联合会编写。

★68 《教教我痛经》，鸟取大学医学部原田省医师监修，日本新药官网。

CHAPTER

2

第二章

阻碍女性卫生用品发展的月经不洁观念："血秽"的历史

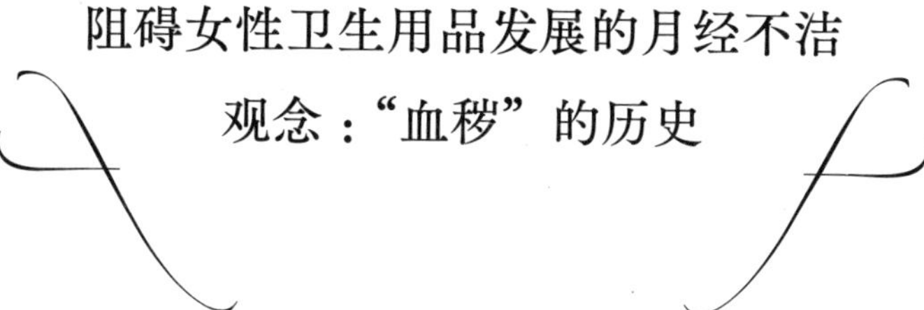

上一章回顾了日本女性在战前及战时使用的经血处置用品。在介绍战后的经血处置用品（即一次性卫生巾和卫生棉条）之前，我想先梳理一下视月经和经血为“禁忌”和“污秽”的观念，即所谓的“月经禁忌”——因为月经禁忌与女性卫生用品的演变密切相关。

世界各地的月经禁忌

所谓“月经禁忌”，就是以“血秽”（经血的污秽）为由，视经期女性乃至有月经的女性本身为禁忌的观念。其实“taboo”（禁忌）的词源据说来自波利尼西亚语“tabu/tapu”，意为“月经”。

18 世纪后期探访过波利尼西亚的英国探险家詹姆斯·库克（库克船长）称，当地人信奉一种叫“曼纳”（Mana）的超自然力量。拥有“曼纳”的人可以将自己想要使用的土地、想要的物品、中意的异性宣告为“禁忌”，防止他人染指。谁妄图插手，谁就会沦为供奉神灵的祭品，或是被勒死或者被棍棒、石头打死。而“经期、分娩时和产后的女性”本就是禁忌的对象，无须宣告。★[1]

直到不久前，世界各地还有各种与月经禁忌有关的习俗，其中一些习俗至今存在于某些地区。日本也有类似的现象，只是人们平时不太关注罢了。

民俗学家大森元吉在 1972 年阐述过世界各地的月经禁忌。据说在哥斯达黎加，人们认为经期女性是极其危险的，母牛一旦吃下她们用餐时使用过的香蕉叶就会衰弱而死，与她们共用餐具的人也必死无疑。而在印度和非洲，经期女性被幽禁在房屋的角落，做饭时用的炊火和锅碗瓢盆也要与其他家庭成员分开，这就是所谓的“分火”习俗。有些地区还禁止经期女性靠近炉灶所在的厨房、宗教设施、生产工具（如弓箭、渔网、锄头）和水井。★[2]

20 世纪 70 年代，美国女权主义者也在报告中提到，月经禁忌在欧洲同样普遍。意大利、西班牙、德国和荷兰的农民中流传着“经期女性摸过的花朵与水果会枯萎”的说法。法国甚至有“经期女性在场就做不好蛋黄酱”的说法。而在南欧，经期女性不允许腌制咸菜与酸菜。除此之外，经期女性还和“苹果酒不发酵”“白糖不变白”“做不好培根”联系在了一起，人们普遍将月经视作食品加工的障碍。东欧也有农妇不得在经期烤面包、做黄油的传统。★[3]

说起食品加工，日本也是历来禁止女性出入酿酒作坊的。有说法称，常驻女性阴道的乳酸菌可能导致酒醪（发酵后尚未滤去酒糟的状态）变质，因此人们根据经验将女性排除在酿酒业之外，禁止女性出入作坊。★4 当然，在现代的卫生条件下，女性的参与不可能导致酒醪变质。

宗教与月经禁忌

世界各地的宗教也是月经禁忌长久传承的背景因素。基督教、伊斯兰教和佛教都将月经视为禁忌。

好比《旧约圣经·利未记》第 15 章[1]就有如下表述：

> 女人行经，必污秽七天，凡摸她的，必不洁净到晚上。女人在污秽之中，凡她所躺的物件都为不洁净，所坐的物件也都不洁净。凡摸她床的，必不洁净到晚上，并要洗衣服，用水洗澡。凡摸她所坐什么物件的，必不洁净到晚上，并要洗衣服，用水洗澡。（中略）男人若与那女人同房，染了她的污秽，就要七天不洁净，

1　原文提到的《创世记》是另一本，疑为作者笔误。此处摘取和合本。

所躺的床也为不洁净。★5

《古兰经》黄牛章[1]也有如下表述：

他们问你月经的（律例），你说："月经是有害的，故在经期中你们应当离开妻子，不要与她们交接，直到她们清洁。当她们洗净的时候，你们可以在真主所命你们的部位与她们交接。"真主的确喜爱悔罪的人，的确喜爱洁净的人。★6

在日本，佛教和神道教也认为月经禁忌是正当合理的，后续章节将对这一点展开深入探讨。

月经缘何与"不洁"挂钩

月经禁忌究竟因何而起？

民俗学家宫田登对月经禁忌的起源做了如下推测：

1 选自马坚译本。

> 在人们难以对女性的月经做出合理解释的阶段，月经无疑被理解成了某种和超越人类智慧的神秘领域有关的现象。（中略）首先是自然而然的恐惧感，担心“大量出血会不会导致死亡”。（中略）分娩和月经等出血现象是女性独有的，是凸显男女差异的明显要素。男性很可能是在这一背景下，基于“出血→死亡”这一关联对与之挂钩的女性产生了畏惧感。★7

简而言之，正是这种畏惧和恐惧的情感导致了对月经的另眼相看，最终使其成为禁忌的对象。

专攻食品安全论的功刀由纪子则进一步分析了宫田登指出的“对经血的恐惧”，试图对“血秽”的起源做出新的诠释。

> 人们会将怎样的目光投向经血与分娩时的出血呢？尽管同是血液，但伤口的出血、来自肺与胃壁的咳血与吐血呈液态，颜色鲜红。而经血并非纯粹的液体，还含有包括卵子在内的卵泡成分，有大量固态物质，颜色偏黑。分娩时的出血也是如此。而且在胎儿出生后，母体还会排出胎盘，这也是一种包含大块结

构体的出血，在日语中称“后产”。

除了不寻常的形态，靠近肛门的出口位置也可能是此类出血遭受抵触的原因所在。

此外，经血总是突然到来，无法人为控制，因此连当事人自己都会心生畏惧，将其与危险联系在一起。与月经打交道的时间久了，当事人也许会察觉到其中的周期性。但在分娩后，月经会暂停一段时间。营养不良和重病也会导致停经。旧时的营养状况不比现在，且婴儿死亡率高，不得不多生多育。因此旧时女性的月经次数也许不如现代女性这般频繁。在这样的时代背景下，月经就更容易成为恐惧的对象了。

也许正是上述因素的叠加促成了“血秽”意识的形成。在尚未阐明人体运行机理的时空，人们难免会对出血生出直觉层面的恐惧，毕竟出血总是伴随着死亡的阴影。而且人们可以通过长年累月的经验分析出，病人的血液存在传播疾病的风险。这种视经血为污秽的观念具有生物学和医学层面的意义。★8

功刀的推论是，在医学不发达的时代，“出血”必然是与“死亡”挂钩的，而且人们通过经验总结出了“血液可以传播疾病”，经血的形状还与其他出血有所不同。在生育率较高的时代，见到经血的机会也非常有限，这也加剧了人们的恐惧，于是便催生出了视经血为“污秽”的观念。

除了“婴儿死亡率高”，缺乏有效的避孕方法应该也是“多生多育”的原因之一。

“血秽”的起源

功刀由纪子还对“血秽”的起源做了如下分析：

> 从生物学和医学的角度看，原本最危险也最该排斥的是传染病患者的血液，人们却将这种视线扩展到了所有的血液，（中略）甚至扩展到了女性身上。这是在文化、社会及政治的价值观框架中，不断运用“血秽＝排斥与隔离”这一言论的结果。而将“血秽”作为一种制度确立下来的也确实是统治者和掌权者。

功刀得出的结论是，我们可以通过探索歧视女性的习俗与制度背后的“生物学和医学”含义，并在“科学层面”加以澄清来揭示“性别观的无意义”。

总之，在试图通过“科学”排斥女性时，最容易被利用的当然是月经这一女性独有的生理现象。

功刀认为，在“多生多育”是常态的时代，怀孕和哺乳大大削减了月经的次数，因此“连当事人自己都会（对月经）心生畏惧，将其与危险联系在一起”。但藤田贵美惠在题为“月经与血秽观念”的论文中指出，“月经每月定期到来，当事人和丈夫都会习以为常，说月经因此成为畏惧对象的依据并不充分”。★9

藤田还结合历史学家胁田晴子的研究，进一步阐述了功刀的观点，即“将‘血秽’作为一种制度确立下来的也确实是统治者和掌权者”。

> 胁田称，由于平安初期兴起的触秽观念[1]，人们开始避讳身体出血的女性及因处置尸体接触死秽的人。也就是说，作为净化天皇和宫廷的反作用，人们不可避免地将“污秽”的部分强加于弱者，进而将女性视

1　触秽观念，认为不洁（污秽）可由接触传播。

为身体上带有“污秽”的“不洁之人”。这种政策导致了社会和文化层面的性别差异，为当时的执政者统治民众提供了便利。

近年学界的主流观点已不再是“血秽（至少是日本的血秽）自月经现象本身和对经血的另眼相看自然而然产生并代代相传”这一传统学说，★[10]取而代之的是“血秽是平安时代的宫廷祭祀为压制女性创造的制度，后来从贵族社会扩大至普通社会，从中央扩大至地方”。★[11]

卑弥呼的“鬼道”与月经

撇开与“血秽”挂钩的“另眼相看”不谈，有学者认为导致人们对月经另眼相看的因素之一是“月经造成的心理波动”。例如，女性史研究家山崎朋子认为“月经引起的心理波动正是邪马台国[1]女王卑弥呼存在的理由”。

1　邪马台国，《魏志·倭人传》中记载的国名。女王卑弥呼统率周围的奴国和伊都国等许多部落，多次向魏国朝贡。

为什么日本第一个原始国家——邪马台国的首长是女性而非男性？我们不妨将这个问题的答案归结为"女性有月经这一生理现象，外加由月经引起的心理与情绪波动"。众所周知，女性可能会在经期出现心理和情绪层面的不稳定，而在淳朴的原始人/古代人眼中，这种不稳定是和超自然现象联系在一起的——换言之就是神意的体现。于是人们认为身心不稳定的女性比身心稳定的男性更接近神灵，而心理与情绪波动特别大的女性也因此被立为巫女王。★12

这一观点的依据是《魏志·倭人传》中对卑弥呼的记载——"事鬼道，能惑众"。山崎将"鬼道"解释为带有巫术色彩的"请神上身"，认为那是月经引起的心理波动所致。★13

但卑弥呼成为女王时"年已长大"★14，因此她在位时有月经的年数也许并不长，甚至存在几乎没有月经的可能。

山崎提出上述观点的时间是1979年。当时日本的精神医学家接连发表了从"医学角度"论证"经期心理波动"的研究报告（详见拙作《月经与犯罪：质疑女性犯罪论的真伪》），也许这一观点就建立在这些研究的基础上。

到了 20 世纪 90 年代，英国妇科医生凯塔琳娜·多尔顿（Katharine Dalton）提出的“经前综合征”[1]概念在日本日渐普及，于是学界转而认为女性的“心理与情绪波动”更有可能发生在经前而非经期。从这一观点出发，我们倒也能将卑弥呼的“鬼道”解释为经前综合征。

不过无论怎样，在缺乏史料的前提下将拥立卑弥呼的理由归结为月经引起的“心理与情绪波动”终究有些牵强（尽管我们也无法完全排除这种可能性）。

山崎的观点还能从侧面体现出，对“女性容易出现心理波动的时期”的认定存在一定的时代差异。山崎并未积极评价“心理与情绪波动”，但将其定位为女性的特性并加以评价的立场想必也是存在的。然而，对女性特有的生理现象另眼相看，或者为其打上神秘的标签，其实与视其为污秽的观念不过一纸之隔，暗藏危险。

月经对心理的影响是不争的事实，医学界甚至存在“经前焦虑障碍”[2]这一病名，但这种情况的占比极低，治疗方

1 经前综合征，即 PMS，女性月经来潮前一至两周出现的生理及心理症状，程度因人和时间而异，常见症状包括粉刺、乳房压痛、腹胀、容易疲倦、易怒及情绪上的改变。

2 经前焦虑障碍，即 PMDD，经前综合征中最严重的一种形式，会引起极端的情绪变化，严重影响日常生活和损害交际关系。

法也已逐渐确立。★[15]而将月经与心理波动轻易联系在一起会助长“女性不能负责重要工作”的偏见。

月经不过是一种生理现象。然而，将这种纯粹的生理现象视作“污秽”和“心理波动的原因”的历史仍在延续。

《古事记》中的月经观

说回月经禁忌。

所谓月经禁忌，就是基于“血秽”将经期女性甚至有月经的女性本身视为禁忌的观念。那么“血秽”这一概念又是何时在日本出现的呢？

《古事记》（712 年）中提到的倭建命[1]与美夜受比卖的“婚合”逸事，就是与月经相关的最古老的记述。

倭建命在征讨东国的途中邂逅了尾张国造之女美夜受比卖，相约下次见面时“婚合”。平定东国后，他回到尾张国的美夜受比卖处，却发现她来了月经，于是作歌曰：

1　倭建命，弥生时代的人物，又称日本武尊，其子嗣为今日天皇之直系祖先。

ひさかたの　天の香具山　鋭喧に　さ渡る鵠　弱細　撓や腕を

枕かむとは　吾はすれど　さ寝むとは　吾は思へど　汝が着せる　襲衣の襴に　月立ちにけり★16

翻译成现代文："白鸟发出嘈杂尖锐的叫声，飞过久远的香具山巅。你的胳膊就像它那样纤细柔软，我虽想枕着它睡，虽想与你同眠，但月亮已经升上了你穿的袭衣（引用者注：套头穿在衣服外面覆盖全身的布）的下摆。"★17

美夜受比卖答曰：

高光る　日の御子　やすみしし　我が大君　あらたまの　年が来経れば　あらたまの　月は来経往く

うべな　うべな　うべな　君待ち難に　我が着せる　襲衣の襴に　月立たなむよ★18

"高悬于天际的太阳神之子，统治着这个国家角角落落的君主，年来而又去，月也来而又去。是的，正是因为我等不及你的到来，月亮才会在衣服的下摆升起。"★19

倭建命被美夜受比卖的绝妙回答打动，与之“婚合”。由于“婚合”时美夜受比卖正值经期，学界普遍认为，月经在这段插曲确立时并不是禁忌。

“血秽”的制度化

《古事记》中还有另一段插曲：三重采女（女官）在宴会上向雄略天皇（5世纪后期）敬献的酒杯里有“槻”（榉树的古称）叶，致使天皇大怒。

日本文学家折口信夫认为“‘杯中有槻叶’暗示‘经血滴入酒中’”，称“这是将月经视为灾祸与污秽的观念开始萌生的体现”★[20]，但学界对此众说纷纭。

历史学家成清弘和则认为折口的解释缺乏说服力，因为“他唯一的依据就是‘槻’与‘月’同音，并没有给出月经观在这一时期发生变化的必然性”。★[21]

成清对《古事记》和《日本书纪》进行了深入分析，但几乎找不到“律令制度成立之前的统治阶级持有女性不洁观（血秽和产秽）”的证据。基于对《万叶集》（8世纪下半叶）、《风土记》（8世纪上半叶）、《日本灵异记》（9 世纪上半叶）、《今昔物语集》（12 世纪上半叶）等史料的研究，他推测“女性不洁观”出现在地方民俗世界的时间为 12 世纪前后。

大化改新（645 年）的薄葬令（限制中央贵族营造大型坟墓的法令）便已对“死秽”做出了规定，但针对“产秽”的官方规定始见于《弘仁式》[1]★[22]（约 820 年），在“产秽”之外规定了“血秽”的则是《贞观式》★[23]（871 年）与《延喜式》★[24]（927 年）。★[25]

通过对上述史料的分析，成清得出结论：“女性不洁观”并非是从日本固有的民俗世界自然形成的，而是在“宫廷祭祀”这一极其特殊的意识形态空间中建立起来的。据他推测，“政治统治阶级为了将原有的亲属组织（双系制）转变为从中国封建王朝（唐）引入的父系制（父权制）而构思（或从中国引进）的用于压制女性的意识形态装置，可能也是女性不洁观的一个侧面”★[26]。

当时宫廷手握的权力在长屋王之变[2]（729 年）之后的

1 《弘仁式》，平安初期编撰施行的律令条文，与后面提到的《贞观式》和《延喜式》并称为“三代格式”。

2 长屋王之变，奈良初期的政变，被认为是藤原氏和圣武天皇为了除掉皇室派重臣长屋王而策划。

藤原四子[1]排斥他氏事件及称德天皇的极端佛教政策的影响下逐渐衰退，因此可能有“以转为父系制集权”的考量。正如前文提到的藤田贵美惠所说，“这种政策导致了社会和文化层面的性别差异，为当时的执政者统治民众提供了便利”[★27]。

《血盆经》的影响力

随着时间的推移，平安时代萌芽于宫廷的月经禁忌传入了佛教界，在贵族社会扎下根来。早在8世纪中叶，女尼便已被排除在宫廷的国家级法会之外了。到了9世纪，女性已无法随意出家，尼寺也沦为僧寺的附属，被废除者不在少数。[★28]

在各神社制定的“服忌令”（防止玷污神社领域的私家规则集，中世以后随神道的体系化逐步完善）与室町时代自大陆传入的《血盆经》的作用下，“女性不洁观”渗透至社会的角角落落。以《文保记》（成书于镰仓末期，

1　藤原四子，奈良初期掌控政权的藤原不比等的4个儿子。

疑为伊势神宫的服忌令注释书）中关于“血秽”的规定为例：

> 月水七日，血未止则不以七日为限。血止二日后需净修三日方可参宫。★29

《血盆经》是一部420余字的伪经（后人伪造的经典），成书于10世纪前后的中国，于明清时期逐渐普及。

经书的大意是女性在经期和分娩时流的血会玷污地神和水神，因此死后会堕入血池地狱，但只要信仰《血盆经》就能得救。人们为救济落入血池地狱者诵念《血盆经》，举办川施饿鬼（供奉水死者的法会），甚至会举办特殊仪礼为往生者祈愿。★30

部分学者认为，中国的《血盆经》宣称犯下与血有关的罪孽的人都将堕入血池地狱，无论男女，但传入日本之后却发生了变化，只针对女性特有的血秽（即分娩和月经）了。但有证据显示类似的《血盆经》在中国也有流传。★31日本国内也存在各种版本的《血盆经》，部分版本将月经解释为女性的“嫉妒”和“欲望”化作经血流出的现象。★32

下面这段文字摘自流传在栃木县佐野市的《血盆经》：

月秽始于十三四 终于四十二三
每月来七日 一年八十四日
今早身已浊 需打盆地之井水
清洁污浊的身体 万不可洒落
洒于大地 则大地裂成八瓣 冒出轻烟
泼于山间 则玷污山神、地神与荒神
倒于河中 则玷污下游的水神
落入池塘 则玷污池奈落和两之净土
也万万不可白日晒干 恐玷污太阳神
夜里晾干则玷污月亮神
更不得混入尘土倒入火中
否则玷污普贤菩萨灶神和三世诸佛★[33]

《血盆经》为天台宗、曹洞宗、净土宗、真言宗等派别所接受。在江户时代，净土宗与曹洞宗积极传诵此经以争取女性信徒。★[34]在近代之后，以月经为禁忌的习俗在日本各地仍有传承，在净土宗和曹洞宗势力强大的地区尤其普遍。★[35]

沿用至战后的月经小屋

江户时代留下了不少与月经禁忌挂钩的民间习俗有关的史料。下面这段关于月经禁忌的文字出自近藤富藏的《八丈实记》★36，此人在1827年因杀人罪被流放至八丈岛。

> 八丈岛上无论贵贱，天癸时均不得居于家中。需在村郊或深山建一小屋，或于居所一隅另设屋室，称"他屋"或"他火"，分娩时则称"生子屋"。其间不得与世人共火。正月中尤忌月厄之名，需以纺线为离家之由。
>
> 早则五日，迟则十五日后归家。全年在家之日寥寥。

在八丈岛上，经期女性要在名为"他屋"或"他火"（分娩时称"生子屋"）的小屋中居住5到15日，以避免与他人共火。过年时都不能提"月厄"这个词，只能以"纺线"为由搬进小屋居住。

明治五年（1872年），明治政府颁布了题为"今后不得忌讳产秽（引用者注：产秽包括血秽）"的法令，正式废除了平安时代形成于宫廷祭祀，并逐渐渗透到社会方方面面的“血秽”观念。★[37] 相传在开国之初，一位造访大藏省的西方人得知有官员因妻子的“产秽”缺勤后大惑不解，提出了严正抗议，据说此事成了政府颁布上述法令的契机。★[38] 从了解当时情况的人留下的口述记录来看，在法令出台后，视月经为禁忌的习俗确实是逐渐消失了。

> 不必移居他屋，许是神明死了心，懒得再惩罚凡人的缘故。也不知是凡人变得强大了，还是神明变得软弱了。
>
> 时至明治中期，文明开化之风吹遍大地。移居他屋的女性回主屋用餐渐成常态。只不过起初颇觉惶恐，良心不安。★[39]

然而，视月经为禁忌的习俗并没有在明治初期彻底消失，在某些地区甚至延续到了战后。

柳田国男撰写的《禁忌习俗语汇》收录了日本各地的月经禁忌习俗，其中以“月经小屋”最为常见，它存在于日本西南部各地，有“不洁小屋”“污屋”“暇屋”“潺小屋”等形形色色的称法。敦贺地区称之为“朝来屋”，

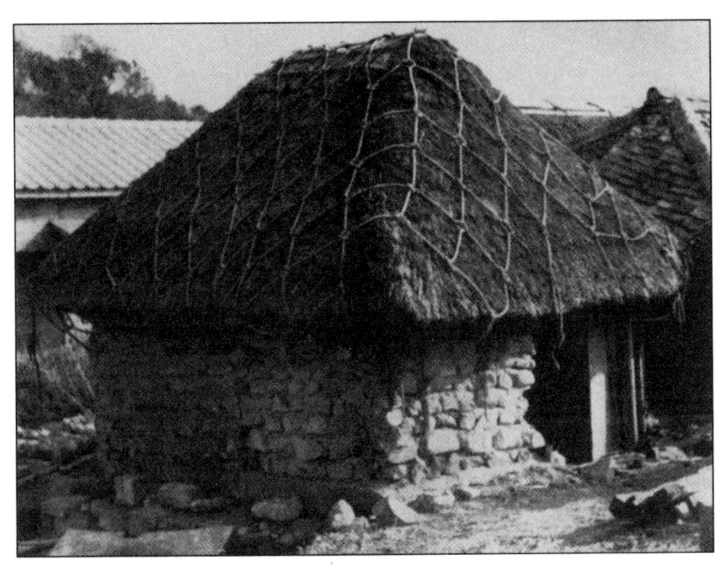

大分县姬岛的产屋
(《日本民俗地图Ⅴ 分娩与育儿》解说书，
文化厅编，国土地理协会，1977 年，图版）

一直用到了明治末年。

民俗学家谷川健一在 20 世纪 70 年代发表的研究报告称，尽管当时“朝来屋”已被弃用，但经期女性还是会坐在家门口的门槛上吃饭，事后还要用清水或热水净身。★40

而在三河地区的北设乐郡，经期女性会被隔离在“火小屋”中，防止“混食”（引用者注：“污秽”通过进食传播）。火屋使用的火镰称“小屋火镰”，以便与寻常火镰区分。在同郡的段岭村，耕种神田的男子要在头发上插一小支莽草，防止经期女性搭话。经期女性在当地又称“小屋分”[1]。万一火被其“玷污”，则需收集全村的火镰，请铁匠加以净化。

志摩答志岛的海女[2]称经期女性为“假屋[3]者”，而在对岸的三河渥美郡，人们习惯用“跟假屋碗似的”形容脏了的碗。

备中真锅岛的月经小屋建在山上。女性离开小屋下山时要大声赶人，以免将“污秽”传给别人。回家后，女性

---

1 小屋分，意为“住小屋的”。

2 海女，以通过裸潜方式进入海洋捕捞贝类、海藻等海产品为生的女性。

3 假屋，临时盖的小房子。

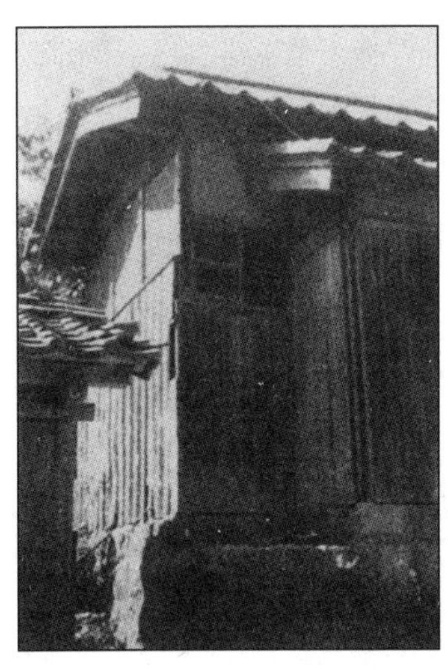

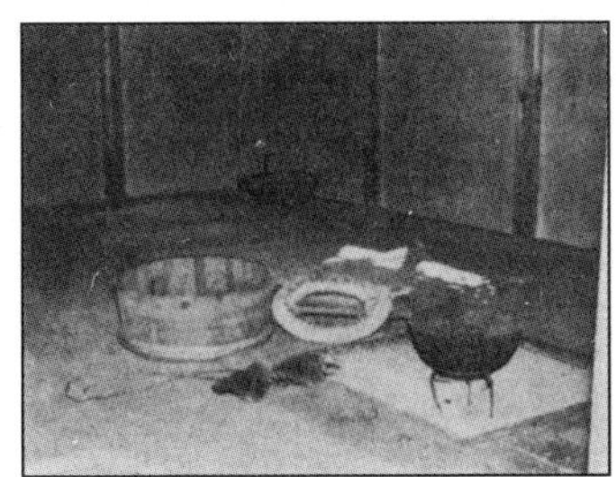

福井县敦贺市浦底旧时使用的产屋兼月经小屋
（《日本民俗地图Ⅴ 分娩与育儿》解说书，文化厅编，国土地理协会，1977 年，图版）

要先用河水洗澡，在屋檐下或泥地间铺上草席过一夜。粥饭也要用临时搭的灶来烹煮。第二天早上再用同一口灶烧水喝。这锅水被称为“净身汤”，有些人家会往水里加盐。喝完净身汤便能恢复正常生活，但有些村子还要加一道“重新生火”的程序。

全国各地还有各种针对经期女性的不成文的规定，比如“不准上船”“不准碰触渔网等渔具”“不准借菜刀”等。

综上所述，视月经为禁忌的风俗不胜枚举，遍布全国各地。正如谷川的报告所说，部分地区的风俗一直延续到了 20 世纪 70 年代。直到今天，少数地区仍打着“保护传统”的旗号传承着这种月经禁忌。

产屋的记忆：“避着太阳老爷”

月经小屋习俗的“大义名分”是“隔离污秽的女性”。但也有人认为，这种隔离对女性本身也是有好处的，或者说是在某种程度上考虑到了她们的难处。

“被隔离在别人看不见的地方就不至于成天为经血提心吊胆了。”“可以暂时摆脱繁重的劳动，休养身心。”“可以在只有女性的地方继承年长女性传授的性知识和生活智慧。”这些都是比较有代表性的言论。

分娩时使用产屋（产小屋）的“大义名分”也是“隔离因分娩时的出血染上污秽的女性”。但人们普遍认为，闭门不出的生活有助于产后静养。也有资料指出，产屋“分火（单独烹饪进餐）”是为了给产妇补充营养，加快产后恢复。★[41]

也确实有亲历者表示“分火生活（住小屋的日子）”很开心，★[42]说“在产屋的时候别无顾虑，可以尽情地放松休养”★[43]。

然而，小屋生活的实际情况显然存在地域差异，即便住的是同一个地区的同一间小屋，其感受也必然是因人而异的。

那么实际使用过产屋和月经小屋的女性究竟经历了什么，又有怎样的感想呢？下面我将结合田中光子的论文《白木的产屋与分娩习俗：从日本海地区的两种习俗的调查对比说开去》★[44]，以福井县敦贺市白木地区为例做一番介绍。

田中于昭和五十二年（1977 年）前往白木，采访了 6 位实际使用过小屋的女性（采访时为 58 至 72 岁）。

当时白木还有一间建于 1964 年的“新产屋”（面积约

为5坪[1]的铁皮房子，屋顶铺着瓦片）。没有产妇的时候，它被用作小学分校的教工宿舍。到了全村18户人家都开民宿的夏天，就成了海滨浴场停车场管理员的宿舍。新产屋的配置是"6帖[2]大的榻榻米居室，被褥一直铺在地上不收起来，地上随意放着锅碗瓢盆等生活用品，加上1间[3]宽、2尺[4]深的煤气灶和高脚水槽，门口是没铺地板的泥地，有厕所"。

村里在"二战"结束的19年后特意翻新了共用的产屋，可见这种小屋在当时仍有需求。

而受访者使用的是翻新前的产屋。"光秃秃的泥地，没铺榻榻米，没有自来水和煤气，只是隔出来了一个3尺见方的区域。固定的马桶也没有，方便全靠自带的小桶。用完了以水冲洗，污水倒进田里，第二天接着用。"

冬天全靠地炉取暖，而且只准在白天使用。天黑了就把席子铺在泥地上睡。水是母亲或婆婆从附近的河里打来的。产妇不得离开产屋，也不能靠近河边，因为她们带着

1 1坪等于3.3平方米。

2 1帖等于1.62平方米（1张榻榻米的面积）。

3 1间约等于1.818米。

4 1尺约等于0.3米。

“污秽”。据说洗婴儿尿布的水都不够用。

孕妇在阵痛开始后“入产屋”，而去产屋的路上也有各种必须遵守的“规矩”。村里要求她们“避着太阳老爷”，在清晨或傍晚动身，一路上都得戴着板笠（竹编斗笠）。

田中在论文中写道：“‘在众目睽睽之下戴着板笠去产屋很难为情’——她们的叙述足以体现出，当时的产妇自己也认同这种针对产妇的‘血秽’观念，并以此为耻。”

产后的24天都要在产屋中度过。但产后10天左右，受访者就不得不全力以赴做提前准备好的“针线活儿”了。

> 一位受访者称，她在产屋的时候为公公、婆婆、丈夫、孩子们和刚出生的婴儿缝制了10件衣服，还补了好几件衣服上的破洞。众所周知，产后最忌讳用眼疲劳，可谁都不会替产妇考虑这种事。想必是代代相传的观念所致——“你都在这儿歇了这么多天了，什么家务都不用干，做这点针线活儿不是理所当然的吗？”

田中如是说：“1965年休完产假重返工作岗位时，我曾因刻写蜡纸用眼过度，以至于眼睛酸痛难忍。在得知受访者刚生产不久就要做针线活儿时，我张口结舌，心想真是我过于孱弱所致吗？”虽有个体差异，但眼部不适确实是许多产妇都会经历的问题。单凭这一点就很难让人认同“产屋是供产妇休养的地方”。

月经小屋的记忆：小屋是为女性服务的吗？

那么月经小屋呢？

白木的月经小屋一直用到了 20 世纪 60 年代中期。当时的经期女性必须在小屋内用餐并处置经血。而 1977 年田中光子前往当地采访时，月经小屋已经无人使用了。

受访者实际经历的月经习俗是“不准摆放神龛上的供品”“不准接近神社”“不准坐船”和“经期 1 周不准在家用餐”。

因此她们只得从锅里舀出自己的那一份拿出去吃。晴天坐在草地上吃，下雨、下雪或天气寒冷时则坐在屋檐下或门口吃。这种习俗看似是防止“血秽”通过进餐而转移的“分火”，但经期女性仍要为家人烹制饭菜。

田中对这一矛盾做出了如下解释：

> 照理说经期女性应彻底分火，不得为家人用火。莫非是因为家庭规模的缩小导致了家中人手不够，于是省略了这一步骤？倘若真是如此，那又为何要强制女性去执行这种不再有意义的排斥？如前所述，不与父权主义的国家结构相矛盾的父权制家庭是在名为“村子”的共同体的归属感之下，以生活上的相互扶助、共同参与宗教仪式催生的牢固纽带为前提的再生产。经期分火的风俗也是想通过将女性赶出家门来保护“原理”，优先确保归属感和救济。

田中还阐述了这一习俗对女性自我认知的影响。

> 经期女性坐在屋檐下或门口吃饭时，常有从小学放学回家的孩子们经过。将经血视为污秽的观念会自然而然地渗透到这些孩子（尤其是男孩）的心中，于是他们便会指指点点，骂骂咧咧。被孩童蔑视所酿成的愤怒在再生产的过程中降级为用“难过”一词表述的“悲哀”，并转嫁为对社会无害的自卑。

月经是妊娠与分娩的前提，没有月经就不会有孩子出生。可是连孩子都蔑视经期女性，简直岂有此理。

来了月经也得照样干活儿。经期女性也要带孩子做家务，挑着肥料翻山越岭，抡起锄头挖沟拔草……打水用水桶或水盆，无论刮风下雨都是光脚来回，跑去河边好几趟才能打够4斗（72升）洗衣做饭。

“二战”之前，日本全国都有禁止经期女性乘船的风俗，唯恐经期的污秽“冲撞海神”。而在白木地区，这种做法延续到了战后，给经期女性造成了相当大的负担——因为不能坐船，就意味着她们必须背着货物爬山涉水。

长达1周的经期结束后，女性还要提着热水去月经小屋净身更衣，这样才算是摆脱了“月秽”。

综上所述，至少在福井县敦贺市的白木地区，月经小屋并不以“为女性提供休养场所”为目的。在月经小屋进餐、处置经血的风俗消亡之后，月经小屋便只用于月经结束后的净身。从“禁止坐船”的例子也能看出，经期女性的劳动强度甚至比平时还要大一些。

退一万步讲，就算月经小屋确实为女性提供了静养的场所，将她们从繁重的日常劳动中解放了出来，减轻了对经血泄漏的担忧，还成了从年长女性那里继承智慧的平台，但只要女性因为被小学生鄙视而感到了“悲哀”，就不能说这样的习俗是为女性着想的隔离，不能说月经小屋有益于女性。

月经小屋的生活视时代与地域而异。哪怕住的是同一个地区的同一间小屋，具体的体验也是因人而异的。有人心怀感激，有人怨气满腹，不能一概而论。

尼泊尔的“朝泊蒂”

今时今日，月经小屋的习俗仍未在地球上绝迹。例如，尼泊尔西部就有一种叫“朝泊蒂”的古老风俗——将经期女性隔离在石屋或泥屋（也许“坑洞”才是更贴切的说法）中。

女性在隔离期间脱水而死、遭受野兽袭击或性暴力的情况屡见不鲜，这一习俗激起了国际社会的广泛声讨，因此尼泊尔政府在2005年便已出台法律加以禁止。然而，根深蒂固的习俗是不可能在一夜之间消失的，日本当年也是如此。2016年，在月经小屋生火取暖的女孩被烟活活呛死。2017年又发生了女孩被爬进小屋的毒蛇咬死的惨剧。于是尼泊尔议会通过了一项法案，将“朝泊蒂”定性为犯罪，并宣布将对隔离女性者施以刑法。

由衷希望该法案可以根除这种威胁生命的习俗，但更重要的其实是消除习俗背后的月经禁忌观念。当地人坚信将经期女性留在家中会招来火灾与病魔。在隔离期间遭到烟熏蛇咬的女孩之所以没有得到及时的救治，正是因为家人不愿意靠近她们，认定接触经期女性会染上污秽。到头来，这些女孩也没被送往医院，而是被送去了巫医的住处。

无论“朝泊蒂”能否被根除，当地最需要的都是妥当的女性卫生用品。★[45]因为卫生用品能为女性提供物理层面的支持，从而消除束缚着她们、根植于当地的禁忌观念（详见后文）。

有些人站在“他国文化都该尊重”的立场上，认为外人不该对这类习俗说三道四。但只要其中还存在着不洁观和歧视，我们就不能称之为“文化”。

落后的医学月经观

在本章的最后，我想简要梳理一下近代以前的医学文献中的月经观。

古代日本的医疗行政工作由隶属宫内省的典药寮负责，而典药寮参考的文献资料都是中国医书。★46

现存最古老的日本医书是平安时代的丹波康赖编纂的《医心方》（984 年），但其内容也都出自唐代之前的中国医书。日本最古老的“妇科”文献则是镰仓时代的梶原性全所著的《顿医抄》（1303 年），不过此书也在很大程度上受到了宋代陈自明所著的《妇人大全良方》[1]（1237 年）的影响。★47

《黄帝内经·素问》是中国最古老的医学典籍之一，日本的典药寮也视其为理论基础。此书的第一篇《上古天真论》中就有关于月经的记述：

> 二七，而天癸至，任脉通，太冲脉盛，月事以时下，故有子。（女子 14 岁来月经，任脉冲脉气血充盛，可以生育。）★48

之前提到的《妇人大全良方》《医心方》与《顿医抄》，以及曲直濑玄朔的《延寿撮要》（1599 年）和江户

1 《妇人大全良方》，中国现存最早的具有系统性的妇产科专著。

时代的《和汉三才图会》（1712年）中都有几乎相同的表述，可见“月经＝女性成熟的标志”这一极其直截了当的月经观从中国传入了日本，而后代代相承。

二七而天癸至，任脉通，太冲脉盛。（《妇人大全良方》★49）

生年二七十四岁，天癸初来。天癸云月水也，任脉冲脉。（《顿医抄》★50）

而与《黄帝内经·素问》成书于同一时期的《黄帝内经·灵枢》卷之十、第六十五有关于“月经导致身体不适”的记述★51，《医心方》也提到：

月水来腹痛者，由劳损血气，体虚受风冷，故令痛也。（月经时腹痛是劳累过度导致气血受损，身体虚弱，又吹了寒风所致。）★52

《顿医抄》★53中也有这种关于“痛经”的记述，但在近代以后，“月经＝万病之源”反而成了主流观点。

近代以前的医学文献很少提及月经，很可能是因为当时的人们认定月经是一种理所当然的生理现象。他们并没有将月经与“疾病”联系在一起，而是从“成长的标志=可以怀孕生子”的角度探讨了月经周期与妊娠的关联。尤其是在江户时代，这方面的理论学说层出不穷。

月经与受孕期

旧时不孕的女性备受歧视，了解“什么时候最容易受孕”的重要性可想而知。而且当时没有可靠的避孕方法，了解“什么时候同房不会怀孕”也同样关键。

《妇人大全良方》称“妇人经绝一日、三日、五日为男，（中略）经绝后二日、四日、六日泄精者皆女。过六日皆不成子”（月经结束的第一、第三或第五天同房会生男孩，第二、第四或第六天同房会生女孩，七天后同房则不会受孕）★54，镰仓时代的《顿医抄》也沿用了这一观点。★55

到了江户末期，“月经结束后的10天易受孕”渐成主流观点。“月水终后十日。过此后月水动，不孕。”（根本伯明《怀胎养生训》★56）“经水终十日间。过十日孕者稀也。”（涩江太亮《产家教草》★57）

荻野久作在1924年发表了题为“排卵时期黄体与子宫黏膜周期性变化的关系：子宫黏膜周期性变化的周期及受孕日”★58的研究论文，阐明了受孕期的奥秘。而其研究线索正是有过怀孕经历的普通女性的报告。想必有许多没有研读过医学书籍的女性通过经验总结出了受孕期的规律。女性虽无法记录或发表这方面的经验，但我们无法排除此类知识在女性群体中口耳相传的可能性。

阻碍女性卫生用品发展的月经不洁观念

在日本，基于“血秽”的月经禁忌起源于平安时代的宫廷，而后通过佛教等渠道传播至社会的角角落落。因此在近代以前，月经兼具两种属性，即“成长的标志”和“禁忌”。初潮是要庆祝的喜事，但经期女性会被隔离在小屋里——两种并存的月经观在这一看似矛盾的习俗中体现得淋漓尽致。

到了近代，政府明令废除了月经禁忌，也在医学层面否定了这类观念。如第一章所述，月经在这一时期被逐渐视为实现“富国强兵”的重要生理现象，月经不洁观念也因此沦为了医学管控月经的障碍。《妇人卫生杂志》的不少讲座文稿都能体现出，医生们也在努力消除视月经为污秽的观念。

> 月经在旧时被认为是排泄体内不洁之物的机制，因而催生出了“经期身体污秽”的观念，但月经并非不洁之物，也并非无用之物。★59

> 视女子月经为“不洁”乃是陈年旧事。从医学角度看，月经是不可或缺的生理作用。既是如此，经期拜神敬佛就并无不可。大可坦然待之，无须惧怕忧虑。★60

虽然官方明令废除了月经禁忌，但日常生活中的月经不洁观念依然根深蒂固，甚至对日后对待经血处置用品的方式产生了深远的影响。

第一章介绍过的那位在大正年间迎来初潮的女性表示，月经在当时是“最忌讳的话题”，所以她都没跟母亲和姐姐聊过。长辈当然也没有提前告诉她经血该如何处置。不仅如此，母亲还告诉她经血处置用品是“污秽之物，见不得光”，洗完以后只能晾在杂物间里……类似的口述记录不胜枚举。20 世纪 80 年代开展的一项关于月经的问卷调查也收到了这样的答复：

> （第一次来月经时）妈妈拿着水盆把我带去厕所跟前，往我身上撒了点盐，说“你得拿到这里洗，不能在太阳底下洗，因为那都是脏东西”。（回答时 52 岁）

> “月经 = 污秽”的观念深入人心，母亲和老师都严格要求我偷偷处理卫生用品，千万不能让人看到。晾洗过的月经带时，也要拿东西遮住。（回答时 32 岁）★61

第二位受访者生于战后。即便是在那个年代，月经不洁的观念依然根深蒂固。

“经血处置用品就该藏起来”“月经就是下三路的脏东西”……正是这类观念压抑了女性理所当然的殷切愿望——想要使用更舒适的月经处置用品。

作者引用：

★1 《禁忌的社会意义：关于血忌习俗的推论》,《传统与现代》,大森元吉著，1972 年 11 月号。

★2 《禁忌的社会意义：关于血忌习俗的推论》,《传统与现代》,大森元吉著，1972 年 11 月号。

★3 《告别郁闷的经期：克服月经禁忌》，詹妮思·德拉尼、玛丽·简恩·拉普顿、艾米丽·托斯著，入江恭子译，山崎朋子审校，讲谈社，1979 年。

★4 《日本的生物科技潮流：从神代到现代之后》，本江元吉著，HJB 出版局，1988 年。

★5 《< 旧约·圣经 > 续编》，日本《圣经》协会，2001 年。

★6 《双语注释版 < 古兰经 >》，日本穆斯林协会，1996 年。

★7 《污秽的民俗志：歧视的文化因素》，宫田登著，人文书院，1996 年。

★8 《探究性别差异的生物学意义》，功刀由纪子著,《女性史学》第 12 期，2002 年。

★9 《月经与血秽观念》，藤田贵美惠著,《女性史学》第 13 期，2003 年。

★10 最具代表性的研究是濑川清子的《女性的民俗志》(东京书籍，1980 年)。小野清美在《安妮卫生巾的社会史》(JICC 出版局，1992 年）中指出，“日本早在史前时代就有血秽禁忌，后来随着佛教的传入，男尊女卑的思想广泛传播，因而进一步强化了不洁观”。

★11 最具有代表性的研究是成清弘和的《女性与污秽的历史》（塙书房，2003 年）。

★12 《告别郁闷的经期：克服月经禁忌》，詹妮思·德拉尼、玛丽·简恩·拉普顿、艾米丽·托斯著，入江恭子译，山崎朋子审校，讲谈社，1979 年。

★13 巫觋宗教（Shamanism）是以巫师为核心的宗教现象。巫师是在灵魂出窍、附体等特异心理状态下直接与神灵、祖灵接触交流，开展占卜、预言和治疗的施法者和宗教职能者。冲绳和东北的本土灵媒也属于巫师。除了巫觋宗教，学界对卑弥呼的“鬼道”还有多种解释。

★14 《简明日本人名事典》（第 4 版），三省堂，2001 年。

★15 《浅析 3 例因 PMS 缺课就诊的高中生》，木内千晓著，《妇产科的进步》第 57 卷第 1 号，2005 年。《见于妇产科临床的抑郁》，赤松达也著，《日本医事新报》第 4201 号，2004 年。

★16 《新编日本古典文学全集 1 古事记》，小学馆，1997 年。

★17 《新编日本古典文学全集 1 古事记》，小学馆，1997 年。

★18 《新编日本古典文学全集 1 古事记》，小学馆，1997 年。

★19 《新编日本古典文学全集 1 古事记》，小学馆，1997 年。

★20 《折口信夫全集》笔记篇第 2 册，折口信夫著，中央公论社，1970 年。

★21 《女性与污秽的历史》，成清弘和著，塙书房，2003 年。

★22 “弘仁式有云，人死忌三十日，生产忌七日，六畜死忌五日，生产忌三日，宴请吊唁问病以三日为期。”《年中行事秘抄》(收录于《群书类从》第6辑，群书类从续集完成会，1960年)。

★23 “贞观神祇式有云，(中略)凡宫女怀孕，散斋日前退出。如有月事，祭日前退居宿卢。”《西宫记》(收录于《改定增补故实丛书》第7册，明治图书，1993年)。

★24 “凡宫女怀孕，散斋日前退出。如有月事，祭日前退居宿卢，不得上殿。逢三月、九月之洁斋，先行退出宫外。”《延喜式上：译注日本史料》，虎尾俊哉编，集英社，2000年。

★25 《女性与污秽的历史》，成清弘和著，塙书房，2003年。

★26 《女性与污秽的历史》，成清弘和著，塙书房，2003年。

★27 《月经与血秽观念》，藤田贵美惠著，《女性史学》第13期，2003年。

★28 《古代中世寺院组织研究》，牛山佳幸著，吉川弘文馆，1990年。《日本中世的社会与佛教》，平雅行著，塙书房，1992年。

★29 《文保记》(《群书类从》第29辑)，群书类从续集完成会，1959年。

★30 《女性民俗》，宫田登、伊藤比吕美著，平凡社，1986年。《血盆经的普及与发展》，《女性和男性的时空Ⅲ》，牧野和夫、高达奈绪美著，藤原书店，1996年。

★31 《血盆经的普及与发展》，《女性和男性的时空Ⅲ》，牧野和夫、高达奈绪美著，藤原书店，1996年。

★32 《污秽的民俗志：歧视的文化因素》，宫田登著，人文书院，1996年。

★33 《利根川流域的民间念佛偈文与安产祈愿》，坂本要著，收录于藤井正雄编《净土宗的种种问题》，雄山阁，1978年。

★34 《血盆经的普及与发展》,《女性和男性的时空 Ⅲ》，牧野和夫、高达奈绪美著，藤原书店，1996年。

★35 《女性与污秽的历史》，成清弘和著，塙书房，2003年。

★36 收录于《日本平民生活史料集成》第1册，三一书房，1968年。

★37 《斋忌的世界：构造与改变》，冈田重精著，国书刊行会，1989年。

★38 《秽：歧视观念的深层》，冲浦和光、宫田登著，解放出版社，1999年。

★39 《女性的民俗志》，濑川清子著，东京书籍，1980年。

★40 《从民俗学角度看日本人的月经观》，谷川健一著，《现代性教育研究》1979年8月号。

★41 《产屋民俗：若狭湾产屋笔录》，谷川健一、西山弥生著，国书刊行会，1981年。

★42 《日本民俗地图Ⅴ 分娩与育儿》解说书，文化厅编，国土地理协会，1977年。

★43 《产屋民俗：若狭湾产屋笔录》，谷川健一、西山弥生著，国书刊行会，1981年。

★44 《女性史学》第11期，2001年。

★45 “妥当的女性卫生用品”是一次性卫生巾、布卫生巾还是月经杯，取决于当地的供水情况、垃圾处理条件等因素。

★46 《古代医疗官人制研究：典药寮的结构》，新村拓著，法政大学出版局，1983年。

★47 “临床中医妇科丛书解题”,《临床中医妇科丛书1》,长野仁著，东方出版社，1996年。

★48 《意释黄帝内经 素问》，小曾户丈夫、浜田善利著，筑地书馆，1971年。

★49 《妇人大全良方》卷之一，陈自明著（收录于《临床中医妇科丛书1》）。

★50 《顿医抄》，梶原性全著（收录于《临床中医妇科丛书2》）。

★51 《意释黄帝内经 灵枢》，小曾户丈夫、浜田善利著，筑地书馆，1972年。

★52 《医心方 卷二十一 妇人诸病篇》，槙佐知子著，筑摩书房，2005年。

★53 《顿医抄》，梶原性全著（收录于《临床中医妇科丛书2》）。

★54 《妇人大全良方》卷之一，陈自明著（收录于《临床中医妇科丛书1》）。

★55 《顿医抄》，梶原性全著（收录于《临床中医妇科丛书2》）。

★56 《日本产科丛书》，增田知正、吴秀三、富士川游著，思文阁，1971年。

★57 《日本产科丛书》，增田知正、吴秀三、富士川游著，思文阁，

1971年。

★58 《日本妇科学会杂志》第19卷第6号，1924年。

★59 《妇人卫生杂志》第89期，1897年。

★60 《妇人卫生杂志》第219期，1908年。

★61 《女性的节律：月经，来自身体的讯息》,《女性的节律》编写组编，现代书馆，1982年。

CHAPTER

3

第三章

女性卫生用品如何改写月经观：安妮卫生巾问世

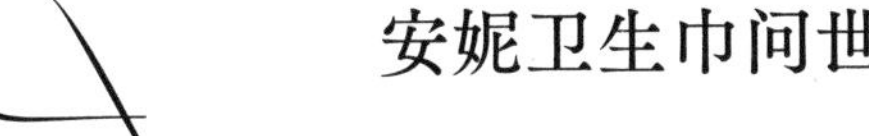

在上一章中，我们聚焦了阻碍女性卫生用品发展的“月经禁忌”。

本章的侧重点则是战后的女性卫生用品，尤其是现代一次性卫生巾的鼻祖——“安妮卫生巾”。我将带领各位读者回顾这款产品上市、普及的过程，揭示参与缔造这一里程碑的人们为其倾注了怎样的心血。

近现代日本的月经观经历过两次重大转折。第一次发生在明治时代，因为日本引进了基于西医知识的月经观。第二次则发生在20世纪60年代，归功于安妮卫生巾的问世。社会学家天野正子指出，“对广大女性而言，安妮卫生巾的出现是具有划时代意义的大事，其重要性远超登月、火箭升空”★1。

黑色弹力裤和脱脂棉

在明治末期，月经带类产品相继问世。到了昭和初期，各大厂商你追我赶，各显身手。但随着战争的爆发，女性连脱脂棉都难以获取，为处置经血吃尽了苦头（详见第一章）。

大战结束后，脱脂棉于1951年取消配给，形形色色的月经带也得以重现市场。当时最常见的是裆部贴有胶皮的布短裤。许是为了不显脏，此类产品一律只做成“黑色”。

在一次性卫生巾普及（20世纪60年代）之前，最主流的经血处置方法就是用这种“黑色弹力裤”固定住脱脂棉或免裁棉片（已裁剪成易用尺寸的脱脂棉）。但这种方法存在下列缺陷：

1. 闷（夏季尤甚）。

2. 肤感不佳，肌肤脆弱者容易出现湿疹、皮炎等皮肤问题。

3. 脱脂棉易移位，有可能弄脏内衣，造成尴尬。

4. 如使用水厕（水冲式厕所），脱脂棉必须另行处理。★2

上述内容出自安妮卫生巾上市前一年的杂志文章。这篇文章总结了传统月经带的缺点，建议读者使用腰带式月经带。文中提到的商品名包括“普瑞希拉护垫”“卫生护垫”和“月神护垫”，这些都是所谓的“护垫式”产品。用特制纱布包裹护垫（以纸棉制成），挂在腰带上即可。

特制纱布与护垫皆为抛弃式。[1]

腰带可反复使用1年左右,每次经期需使用4片纱布和10片护垫。此类产品的缺点是成本比脱脂棉高,但不出门的话也无须使用特制纱布,可以用普通纱布包裹护垫,脏了再自行清洗,或者将护垫替换成普通脱脂棉。视情况灵活变通,便能节省不少开支。★3

护垫(10片装)售价50日元,特制纱布(4片装)售价70日元,腰带的价格在70到100日元之间。当时可使用10次的脱脂棉不到50日元,若按文章介绍的方法"灵活变通"一下,成本倒是差不多。不过用纱布包裹护垫颇为费事,事后自行清洗也麻烦得很。

这种"护垫"是战争期间研发的脱脂棉替代品"纸棉"的改良版。1951年,当时的"兴国人绢纸浆株式会社"成立了一家子公司(兴国卫生材料株式会社),专门生产、销售纸棉卫生用品,并推出了"普瑞希拉护垫"。"月神制造株式会社"也是率先推出纸棉卫生用品的公司之一。★4

1 这一段的术语都没有查到现成的中文译法,故采用意译。

来自美国的女性卫生用品：高洁丝

在广大日本女性还在使用脱脂棉和“黑色弹力裤”的时候，护垫式产品已然成为美国的主流卫生用品。美国金佰利克拉克公司推出的“高洁丝”在日本也有不少支持者。

评论家渡边圭如此回忆自己与高洁丝的“邂逅”：

想当年……嗯，我永远都不会忘记，自己在高一那年的期末，在 1954 年的初春邂逅了一款妙不可言的卫生用品。当时大家都得辛辛苦苦地裁剪脱脂棉，垫在黑色弹力裤里。谁知有一天，一位爱尝鲜的女同学把她在阿美横[1]淘到的美国卫生用品带来了学校，嚷嚷着：“号外！号外！”拿给大家看。

蓝色的包装盒上印着白色的康乃馨，美得我们连连惊叹。眼看着她从盒子里掏出一片又一片用干干净净的纱布包裹着的卫生巾（材质特别不可思议，既不是棉，也不是纸。现在回想起来，应该是纸棉做的），教室里顿时就热闹得跟捅了马蜂窝似的。纱布是从卫

1　阿美横，东京台东区的商店街，“二战”后是贩卖美军物资的黑市。

生巾的两侧延伸出来的，长长的两条。

“挂在这条腰带的钩子上就行啦。”

她缓缓掏出一条漂亮的粉红色弹力腰带。欢呼声再次在教室中炸响。圆圈状腰带宽约3厘米，前后各有一片3厘米宽、两三厘米长的布，看着像是缎子。布的顶端装有小小的金属钩。她给我们实际演示了一下，把纱布的一头挂在钩子上，说：“瞧，这样就不会乱跑了，可方便了！”

毕竟在场的都是女孩子，大家立刻就七嘴八舌了起来。“哇，真有意思！”“真不会乱跑吗？”“哎哟，怎么跟男人家穿的兜裆布似的！”“这东西厚得跟草鞋一样，垫着会不会不好走路啊？”还有人自说自话试了试。就在这时，她再次语出惊人：

“有了它呀，就再也不用穿那讨厌的弹力裤啦！”

于是那天一放学，我们就直奔阿美横，照她说的各买了一盒卫生巾和一条腰带。

大战过后，日本被美军占领，我也遇到过各种各样的糟心事。美国的巧克力和冰淇淋再好吃，衣服、内衣和鞋子再好看，我都会暗自嘀咕：“美国有什么了不起的！”唯独这一回，我是发自内心地感叹，到底是讲究“女士优先”的国家啊，他们是真的很重视女性。

实际用过以后，这种感慨就变得更加强烈了。脱脂棉和“高洁丝”有着天壤之别。我暗暗发誓，哪怕得辛辛苦苦打工赚钱，也要买高洁丝用。★5

由此可见，“弹力裤 + 脱脂棉”的使用感着实好不到哪儿去。通过口耳相传了解到“高洁丝”的女性们率先告别了传统的经血处置方法。不过“哪怕得辛辛苦苦打工赚钱”这句话能从侧面体现出，当年肯定也有不少女性因价格望而却步。

也有人指出：“当时市面上出现了美国女性使用的月经带（用特殊挂钩固定护垫的前后两端，吊在身下）与配套的专用卫生巾。但这种纸棉卫生巾会因身体的活动扭曲变形，表面开裂走样，因此口碑不佳。”★6 即便如此，其使用感应该也比脱脂棉强多了。

渡边圭的叙述中出现了“卫生巾”一词，但这个术语是随着安妮卫生巾的问世而出现的，在 20 世纪 50 年代尚未被用作卫生用品的名称。

本书前两章使用的是“经血处置用品”一词，但本章以后将改为“女性卫生用品”（日语写作：生理用品），以便与引文统一。有人说“‘生理期’不过是‘月经’更为隐晦的说法，不应广泛使用”，但我不敢苟同。本书第四章（“生理期”是“月经”的替代词吗）将深入分析“生理期”和“月经”的内涵。

超越羞耻感的舒适

高洁丝为什么没有在日本大规模销售？渡边圭举了一个例子：“二战”结束若干年后，一位访日美国游客问随行翻译（日本女性）“哪里有卖卫生巾”，结果翻译误以为人家要的是餐巾。“即便到了战争平息已久、外国游客纷纷到访日本的时候，关于外国女性卫生用品的信息也是寥寥无几。与女性卫生用品有关的事情几乎不会出现在公开的出版物上，而且社会各行各业都是男人的天下，又有几个男人会去关注女性卫生用品呢。”★7

男性觉得女性卫生用品与己无关，而女性自己往往也认为关注或谈论卫生用品是不体面的，连“月经”二字都不敢提。实在非说不可，就以“月事”“老朋友”或“那个”代称。

高洁丝由“一战”（1914—1918年）期间的美国从军护士用于处置经血的“纸浆粉碎纸棉”改进而来。★8 不过据说这款产品刚上市时完全卖不出去，因为女性不好意思去商店购买。

负责金佰利广告业务的阿尔伯特·拉斯克[1]想出了一个办法：他通过报刊广告宣传高洁丝可以自助购物（进店后直接拿起高洁丝，再往旁边的盒子丢50美分即可），全程无须开口，同时在杂志上大力宣传以卫生的方法处置经血的重要性。在其运作之下，高洁丝的销量呈现爆炸式增长。拉斯克一手捧红了许多畅销产品，他也因此被誉为“美国广告之父”。据说高洁丝的广告是他毕生最满意的成就。★9

“美国女性不好意思去店里购买高洁丝”是20世纪20年代的事情，而在当时的日本，手工缝制的丁字带仍是主流。战后的日本女性去阿美横采购高洁丝时，五花八门的女性卫生用品已经堆满了美国的超市。

1　阿尔伯特·拉斯克（Albert Lasker，1880—1952），美国广告史上的传奇人物，20世纪初的广告大师约翰·肯尼迪和克劳德·霍普金斯都曾在其麾下效力。

一边是率先进入大众消费时代的美国，一边是经历了战败的日本，两国之间存在这样的差距倒也不稀奇，不过女性卫生用品在日本迟迟没有获得公民权的原因在于上一章分析过的“根深蒂固的月经不洁观念”。

销售女性卫生用品的厂商似乎也没有开展积极的宣传推广。负责“安妮卫生巾”宣传工作的渡纪彦在其著作中提到，当时他本想参考一下以往的广告文案，谁知前例寥寥，而且都十分隐晦。

战前的月经带（维多利亚、好朋友、护士长等）广告倒是都使用了女模特的照片，还配上了时髦的插画和强调使用感舒适的文案。想必是战争截断了这股潮流。

如前一章所述，世界各地都存在月经禁忌，属于犹太教—基督教文化圈的美国也不例外。月经禁忌很可能是高洁丝刚上市时销售不佳的原因之一。但舒适的使用感最终还是战胜了女性的羞耻感和禁忌观。高洁丝就这样堆满了商店的货架，不再是需要掖着藏着、羞于启齿的东西了。

根深蒂固的月经不洁观念无疑是女性卫生用品迟迟无法在日本普及开来的背景因素。但我们也可以反过来说，正因为日本的女性卫生用品一直都没有进化，才使得月经不洁观念迟迟没能走下历史舞台。

坂井夫妇与发明服务中心

昭和九年（1934 年），安妮卫生巾之母坂井泰子出生在现在的东京都文京区。从日本女子大学毕业后不久，她便与年长自己 6 岁的秀弥相亲结婚了。当时秀弥任职于三井物产（那时还叫“第一物产”）。

当了几年家庭主妇之后，泰子渐生厌倦，冒出了想要工作的念头。就在这时，她在报纸上读到一篇文章，说“日本的专利申请量居世界第一，由专利衍生出来的商品却很少，许多杰出的创意被埋没了”。于是她便想做些为发明家与企业牵线搭桥的工作。

她立即跟秀弥商量了一下，在银座松屋百货店后面的一栋楼里创办了“株式会社发明服务中心”。公司唯一的员工是泰子的大学学妹，秀弥也会利用业余时间过去帮忙。★10

> 一天下班回家后，泰子轻描淡写道：“总算能好好宣传一下发明服务中心了。”一问才知道……她准备用在 NHK[1] 工作的朋友教的法子开场新闻发布会。我是

1 NHK，日本放送协会，相当于日本的央视。

真没想到事情会发展到这个地步，觉得难为情得很，本想劝住她，谁知她已经给杂志社和报社发了邀请函。我放心不下，就在招待会当天去了会场。★11

30多名媒体记者齐聚发明服务中心，新闻发布会圆满成功。“发明服务中心”的名字出现在了各大报刊的页面上，全国各地的发明家们纷纷寄来自己的创意。

其中一个创意触动了泰子的心弦——用网罩住水厕的排水口，防止用于处置经血的脱脂棉堵塞水管。★12

水厕[1]与脱脂棉

20世纪50年代，水厕在日本逐渐普及。为缓解城市的住房短缺问题，政府在1955年创立了“日本住宅公团”，在全国各地建设大型新村。而新村的标配便是水厕和一体式餐厨。

水厕也在大城市的企业和公共设施迅速普及。问题是，

1　水厕，当时的主流还是蹲厕，因此没有使用“抽水马桶”一词。

当时的女性仍在使用脱脂棉处置经血。若按以往的习惯将用过的脱脂棉丢入便器，水管很快就会被堵塞。

“用网罩住排水口”就是为了防止这种情况。但泰子认为“不用脱脂棉”才是上策，因为脱脂棉才是造成堵塞的罪魁祸首。当时日本有月经的女性约为3000万人，使用脱脂棉的高达98%。★13

泰子是“高洁丝”的忠实用户。早在脱脂棉堵塞水管的问题出现之前，她便觉得基于脱脂棉的经血处置方法存在诸多不便了。

> 她（引用者注：泰子）是初二那年来的月经。自那时起，这个女人注定甩不掉的难题始终在她的脑海中挥之不去。当时她在电车上看到一位女乘客的裙子被经血弄脏了，于是如坐针毡，只得中途下车。
>
> 上大学时，她在公交车上看到了一片沾满血污的脱脂棉。本想换个座位，用鞋子踩住，免得让其他乘客看到，但最后还是没能鼓起勇气。公交车每次开到坡道，脱脂棉都会在车厢里滑来滑去，看得她既尴尬又难过，只觉得热血上头。★14

正是这些经历让泰子喜欢上了高洁丝。问题是，高洁丝是专为美国女性设计的卫生用品，尺码并不合适。

如果能将更适合日本女性体型的纸棉卫生用品推广开来，女性就能更舒适地度过经期了，厕所的水管也不会被堵塞了。恰在此时，发明服务中心收到了关于纸棉卫生用品的创意。泰子决定亲自将其打造成一款产品，推向市场。

> 换做平时，我肯定会为创意物色合适的企业，而不至于亲自下场。但事关女性用品，而且还是经期用品，我觉得还是由女性来做会更好一些。这便是一切的开端。★15

泰子跟秀弥说了自己的想法。秀弥欣然同意助她一臂之力。于是两人决定先成立一家公司，并拟定了一份投资者名单。名单中的30余人几乎都是他们的熟人，三美电机社长森部一便是其中之一。泰子曾为发明服务中心收到的电子产品类创意拜访过厂商名录中的三美电机，因此结识了森部。★16

三美电机社长森部一

当时三美电机的主力产品是一种叫“聚乙烯可变电容器”的零部件，用于提升晶体管收音机的性能，而森部一正是其实用新型专利的所有人。

森部在北九州市的八幡地区出生、长大。昭和十九年（1944年）从九州工业学校毕业，曾在九州帝国大学滑翔研究所工作，后来入职了一家叫“安川电机”的本地企业。约莫5年后，他单枪匹马来到东京自立门户，再从北九州请来一批儿时玩伴，在大田区雪谷的4帖半破公寓做起了收音机和电视机的零部件。小作坊慢慢发展成了小工厂，1954年更名为“三美电机制作所”。“三美”代表“美好的产品”“美好的生意”和“美好的和睦”。后来，“三美”二字改成了片假名“ミツミ”，公司全称也改成了“三美电机株式会社”。★17

晶体管收音机的时代到来后，聚乙烯可变电容器的市场需求日渐高涨。于是森部建设了一座专做这类部件的工厂，没日没夜地生产。泰子造访三美电机时，这家工厂已经发展成了占地12万平方米的巨型工厂。

在经营公司的同时，森部还致力于发明创造。在1960

年，他成了电气元件行业首位“科学技术厅长官奖”得主。1962 年又荣获了“朝日新闻发明奖”，被誉为“第二个松下幸之助”。[★18]

泰子当初拜访这位大权独揽的年轻社长是为了将一款电子产品的发明推向市场,可惜并未如愿,不过他们都给对方留下了不错的第一印象。后来泰子也曾多次拜访森部，为发明家们牵线搭桥。某次会面时，他们聊起了女性卫生用品。

泰子说，要是市面上有更适合日本女性的体型，使用感也更舒适的卫生用品，女性的生活定会有天翻地覆的变化。森部听得很认真，沉思片刻后说了这么一句话——“坂井女士，这个着眼点很妙啊。”[★19]那日的谈话到此为止，并未深入展开。就是因为有这么一段小插曲，泰子日后决定成立专做女性卫生用品的公司时才会把森部的名字列入投资者名单。

也不知泰子怎会与只有数面之缘的森部聊起女性卫生用品。不过也正因为她不忌讳地谈论月经的话题，又能坦率地表达自己的观点，才得以在日后成功改写日本女性的月经观。

言归正传，泰子和秀弥一起拜访了森部，请他慷慨投资。在此之前，他们已经走访过了几家公司，但大家普遍对“靠女人的下三路吃饭”有所抵触，虽然聊得不错，可就是迈不出那临门一脚。★20

听完坂井夫妇的叙述，森部让他们立即拟一份商业计划书出来。夫妻俩呕心沥血10天，写好商业计划书交了过去。谁知森部草草翻了几下便说了这么一番话：

> 根据我的判断，女性卫生用品的市场比你们想象的要大得多。我相信，这款产品只要是能为社会做出贡献的，就一定卖得出去。
>
> 如果你们创业的原点是想服务社会，是想为社会做贡献，那我很乐意支持。但既然要做，就不能这么小家子气。日本的月经人口足有3000万，所以刚起步的时候就至少要做够100万人份的货，否则就偏离了服务社会、为社会做贡献的目标。100万人也不过是3000万月经人口的3%。你们能不能加紧修改一下计划书？我可以出1个亿的资本金和两个多亿的周转资金。★21

听到这里，秀弥还以为自己和妻子可以功成身退了。泰子肯定要为森部的新业务出力，但他还有三井物产的本职工作要做。谁知森部一声令下，让泰子当新公司的社长，又让秀弥担任常务董事。★[22]

尚未取名的新公司就这样拥有了一位27岁的社长和一位33岁的常务董事。就任董事长的森部也不过34岁而已。

渡纪彦公关课长

时任安妮株式会社公关课长★[23]的渡纪彦在其著作《安妮课长》（日本事务能率协会，1963年）中详细回顾了公司成立到安妮卫生巾上市的全过程。

渡原本任职于产经新闻社广告部，后来因为一封针对三美电机广告的意见书被森部挖了回去。两人既是同龄人，又是九州老乡，性情很是相投。★[24]渡奉命出任新公司的公关课长，但他起初对“经营女性卫生用品”一事颇感抵触。

“你亲自去把东京能找到的所有卫生用品都买来”——森部的命令让他困窘不已。森部还当着他的面做实验，往卫生用品上滴墨水，搞得他不知所措。“我该用什么样的表情、什么样的态度听他说那些呢？笑是绝对不行的，可表现得太严肃不也很别扭吗？面露反感当然也是万万不行的。”

但森部批了每月1000万的宣传经费，而且公司名和商品名都还没有敲定，这大大激起了宣传专家的职业热情，为安妮卫生巾的粉墨登场埋下了伏笔。

为了解经期女性的烦恼与辛劳，渡穿着弹力裤在银座的林荫大道走来走去，还想穿着睡一晚上，结果闷得要命，很不舒服，整晚都难以入眠。见下属们不肯照自己的命令收集用过的脱脂棉，他竟在外出时溜进女厕所，捡了些污物桶[1]里的脱脂棉回来。

> 打开了！看见了！找到了！然而，那是被残忍、胡乱且毫不留情地扔进污物桶的女性羞于示人之处的乱舞；是凄惨、悲凉、虚无甚至残酷的、无以言表的女性业罪的集合体。

1　污物桶，照理说应翻译成“废纸篓”，但后文有关于“污物”这个用词的讨论，故保留“污物“二字。

我隐约想象出的是白底上的红点，然而万万没想到，实际呈现在眼前的却是被异臭包裹的女性空壳与残骸。社会生活的规则、秩序、自律或他律在这里不复存在。那就是无国籍者的法外之地。那就是一切平衡分崩离析的生活的丑陋构图。

那是被胡乱地，甚至是愤怒地扔进污物桶的残骸，仿佛是什么被诅咒的东西一般。既不是红色，也不是黑色，而是一种难以名状的颜色。莫非女性最后的抵抗便是如此？[★25]

渡拿火柴棍和卫生纸挑出“两三片最典型的”，再用“50 米长的卫生纸”裹了个严严实实，带回公司。

刚冲回公司，我就对在场的所有员工喊道：“喂！你们过来看看！”我边喊边拆开裹住猎物的卫生纸。

在好奇心的驱使下，每个人都远远地看了过来。当里面的东西逐渐显现时，连那些战战兢兢偷瞄的人都齐声怪叫起来，别过头去。好不凄惨，好不扎眼。任谁都不敢靠近。

众人四散而去的动作仿佛在说，“真不该看的”。

我对着他们的背影大吼一声：

“女人都在受这种罪！我们必须做出能冲进厕所的东西来。赶紧叫技术课的人过来！”★26

渡被废弃脱脂棉的“凄惨”震撼，认定“不留下那些东西”至关重要。

纸棉制成的安妮卫生巾确实可以冲进下水道。但随着时间的推移，用不能扔进便器的材料制作的卫生巾反而成了主流，所以今天的女性还是得把用过的卫生用品扔进“污物桶”（尽管情况和使用脱脂棉的年代略有不同）。女性习以为常的污物桶光景，竟对渡产生了如此巨大的冲击。

“可惜是个女儿身”

奉命出任公关课长后，渡立刻前往发明服务中心拜会坂井夫妇，受到了热烈欢迎。★27 渡对泰子的第一印象很是不错（“上层阶级的年轻太太”）。森部正式宣布泰子将担任新公司的社长时，渡也拍手称快，直呼“好极了”。

当然没人反对。我当时就觉得这个主意好极了。坂井泰子就是社长的最佳人选。我猛拍膝盖，心想“让她当社长啊，以后可有好戏看了”。她年轻漂亮，全无油滑之感。单凭这一点，她就能成为魅力十足的“安妮”社长。★28

说得就好像泰子只是一块活招牌似的，但森部很可能也是冲着这一点才让泰子当了社长。而针对泰子的这种目光也将与她如影随形。下面这段文字出自安妮卫生巾刚上市时的杂志报道。

安妮的社长就该像安妮的商标一样扮演好除臭剂的角色，驱散人们对女性生理用品的阴湿印象。而坂井泰子在这方面是无可挑剔的——她开朗活泼、不拘小节，给人以清新纯洁的印象。不仅如此，“女性卫生用品公司的社长是一位年仅27岁的女性”这一事实有着和数百万、数千万宣传费相当的价值。喜欢新鲜事物的媒体定会欣然扑向这个诱饵。★29

其实“研发新型女性卫生用品”的创意出自泰子本人，

成立公司也是她的点子，更是她起了“安妮”这个名字，赋予了卫生用品清新明快的印象，为安妮卫生巾的普及奠定了基础。但其“年轻漂亮，全无油滑之感”的形象备受消费者欢迎也是不争的事实。

渡曾如此评价泰子：“自从到了她手下，我不知感叹过多少回‘可惜是个女儿身’。[★30]”

渡视年轻貌美为卖点，却又可惜泰子“是个女儿身”。看似矛盾，却也都是他的肺腑之言。

注入“安妮”的决意

新公司要叫什么名字呢？员工们在会上提出了百来个点子，但都不够亮眼。就在众人一筹莫展时，泰子抛出“安妮”二字。包括森部在内的大多数人交口称赞，当即采纳。

唯独渡这个宣传专家面露难色。他认为“安妮”这个词过于文静，难以给广播听众留下深刻印象。当时彩色电视节目才刚刚开播，最有影响力的媒体仍是广播。安妮卫生巾上市后，安妮株式会社也推出了自己的广播节目。

于是泰子递给他一本《安妮日记》★[31]。当时这本书刚被搬上大银幕，热度很高。

少女在日记中如此描写月经：

> 每次来月经时（其实总共也就来过3次），我都有烦躁、郁闷和不快的感觉，却又仿佛多了一个甜美的秘密。尽管它在某种程度上只是一种麻烦，但也许也正因为如此，我才会一次次渴望去品味那奥妙的秘密。★[32]

安妮将月经形容为“甜美的秘密”，以积极向上的态度接纳了月经的到来。看到这一段文字之后，渡就摇身一变，成了“安妮”这个名字的坚定支持者。安妮的月经观和日本民众的月经观竟有如此巨大的差距，这让渡难掩惊讶之情。

> 相较之下，月经在日本社会中的地位着实很低。它是苟存于社会角落的、母女相承的晦暗阴沟。那是一段段在本应相互同情的同性之间都不得不缄口不言的女性业罪史，写尽了肮脏、凄惨与痛苦。
>
> 此时此刻，我们正要依托一家规模前所未有的企

业，将有着这般过往的女性月经大胆地拽到光天化日之下。这是何等鲁莽，何等危险，无异于迎面抗衡女性悠久的业罪史。

稍有差池，不仅会激起女性的羞耻感，招来她们的反感，更会令她们在无情男性的嘲讽、侮辱、轻蔑跟前发怵。也许无论如何筹谋，我们都难以让女性摆脱长久以来的习惯和陈旧的固有观念。

仅存的希望,就是我们认真积极的态度。我们要打造的印象必须是“清纯”的,必须是“欢乐”而非痛苦的，必须是“明朗”而非阴暗的，更必须是“美”的。（中略）读完《安妮日记》之后，我便认定“安妮”是一个非常适合女性卫生用品厂商的好名字。★33

接受过月经教育,知道“月经不是什么难为情的事”的年轻人也许会觉得渡的月经观过于严肃，也过于夸张了。然而在那个年代，“月经就该掖着藏着”的观念依然根深蒂固，渡的看法也毫不夸张。安妮卫生巾正面挑战的，正是“对月经羞于启齿、遮遮掩掩”的社会观念。

《光脚丫女孩》中的初潮观

《安妮日记》中的月经观和日本社会对月经的普遍看法存在一定的差距，不过佐多稻子的自传体小说《光脚丫女孩》（角川文库，1955 年）所刻画的少女有着和安妮相近的初潮观，视月经为“甜美的秘密”。

大正年间，“一战”期间的长崎，少女在某天早上醒来时，发现自己来了初潮。直到前不久，她还跟祖母生活在一起。临别时，祖母恰好跟她提起了初潮。想到这里，她不禁感叹祖母“简直跟预言家一样”。

> 总之得按阿贞（引用者注：祖母）说的做。我照着她的老规矩去了横町，找了一家黑漆漆的小衣料店买布。我硬是装出了一副若无其事的样子，但衣料店的大妈毕竟是大人，说不定会看穿我买这布是为了什么。我逃也似的离开衣料店，回到二楼，面朝窗口，把布放在膝头，猫着腰缝。如此一来，万一突然有人上楼，也不会发现我在做那种针线活儿。为了保守自己的秘密，少女蜷缩着肩膀，针脚歪歪扭扭。

早年丧母、身边没有成年女性的少女偷偷摸摸地缝制丁字带的模样是那么坚强，着实惹人怜爱。渡所说的“苟存于社会角落的、母女相承的晦暗阴沟”也在这段描述中有所体现。事实上，《光脚丫女孩》也使用了“痛苦”“羞耻”这样的字眼——“我终于理解了周围女人的窃窃私语中的种种痛苦与羞耻是怎么回事。”

但故事中的少女将这种“理解”诠释为自己不再是个孩子的证据，长吁一口气。因为她“一直都在疑心自己是不是比较早熟”。

“我想了解更多。幸好父亲有一本家庭医学指南。”少女翻看父亲的书，查阅初潮的平均年龄时，发现刚好卡在线上，于是欢天喜地。“我自顾自地微笑起来。我的月经可是最健康、最标准的呢。要是属于生理上早熟的那一类，那多难为情啊，我可受不了！”

至于以早熟为耻的理由，我们也能在作品中找到。当时的医生也认为“早熟”是不好的，提出了各种推迟初潮的方法。因为人们普遍认为，初潮过早会导致“早婚”，而早婚的人更容易生下“体弱低能”[★34]的孩子。当年甚至存在“早熟者早衰”[★35]“早熟国民无法拥有强健体魄”[★36]的观点。

社会上还存在这样的说法——“在下等餐馆和工作时间不规律的工厂当差者、雏妓、艺伎，即便身体虚弱，也会迅速老成，月经来得也早。”★37

成书于大正年间的《女孩性教育》一书也写道，“早熟会为各类性病埋下隐患，是性教育中需要优先关注的事项”★38。

总之，《光脚丫女孩》的主人公认为“早熟”是可耻的，却不认为第一次来月经是什么难为情的事，很是坦然地面对了发生在自己身上的现实。

在安妮迎来初潮的25年前，日本的长崎也有过一位积极面对初潮的少女。小说中的这段描写是为了体现主人公精神层面的独立，因此不能代表当时的普遍情况。不过这个例子足以表明，即使是在消极的月经观占据主导地位的社会背景下，个体差异仍然是存在的。

散文家海老名香叶子的亲人大多丧生于东京大空袭。在空袭的3年后，她在亲戚家迎来了初潮。她如此回忆当时的情景——“我都不知道是怎么回事，吓得去问姨妈。最后只能用姨妈给的几块破布对付过去。真是无助极了，也难过极了。”★39 如果当时有安全舒适的卫生用品可用，她也就不用受这种委屈了。

去“黑漆漆的小衣料店买布”，“把布放在膝头，猫着腰缝”丁字带，用“破布”草草对付，成天提心吊胆……今天的少女恐怕都想象不出这样的生活。

“卫生巾”的由来

源自《安妮日记》的公司名就这样敲定了，但商品名还悬而未决。

在那个年代，“ナプキン”（napkin）一词专指“餐巾”，片状卫生用品一般被称为“护垫”。渡也考虑过“安妮护垫”，但觉得念起来不够朗朗上口。而且“垫”字难免会让人联想到“遮盖脏东西”。

就在这时，渡碰巧在小田实[1]的《什么都去看一看》（河出书房新社，1961 年）中看到“美国人管这类用品叫 sanitary napkin（卫生巾）”。“卫生巾”能给人以“清洁”的印象，念起来也顺口，泰子和森部也很赞成。于是“安

1　小田实（1932—2007），市民反战运动家、护宪运动主力之一。曾当选美国《时代》周刊评出的“亚洲英雄”。

妮卫生巾”这个商品名就这样定了下来。

1961年6月，安妮株式会社的成立典礼在东京商工会议所隆重举行。董事长森部一、社长坂井泰子、常务董事坂井秀弥等20余名员工到场观礼。

渡如此回忆道：“女性卫生用品厂商‘安妮’就这么热热闹闹、红红火火地开业了。也不知是我想岔了，还是太自卑了，原以为做卫生用品的公司就该低调朴素，安妮却把典礼办得光明正大，坦坦荡荡。”★40

安妮在神奈川县的伊势原买了3万平米的地，用于建造厂房。起初大家倾向于将总部设在新宿，这样去伊势原和三美电机所在的狛江都会比较方便。但渡坚信“女性用品的发源地非银座不可”，极力主张将总部设在银座，哪怕把公关课单独放在银座也好。

> 就算只有3平方米、1平方米也行。
> 一人一桌足矣。★41

安妮的总部就这样设在了银座。

“千金社长”大受欢迎

“本地居民会不会嫌生产女性卫生用品的工厂有碍观瞻，大加反对？”——所幸渡是杞人忧天了。在伊势原举办的工厂奠基仪式吸引了大批围观群众。

> 听闻本地人前来观礼的首要动机就是“好奇”。他们就是想亲眼瞧瞧坂井泰子社长。(中略)这意味着早在两三天前,“那家叫安妮的新公司有位很漂亮的女社长”的消息就已经传开了。(中略)她才27岁，长得也纯真无邪。想一睹这位灰姑娘女社长的芳容也是人之常情,伊势原本地居民又岂是特例。(中略)说不定看腻了女强人社长的媒体和大众会很欢迎她呢。★42

渡本人也“看腻了女强人社长”——“我说的女强人社长，就是那种女中豪杰，天天往社长办公室一坐，吩咐年轻员工‘哎，你赶紧把××做好交上来’。我是看不太惯这种类型的。”而泰子似乎是和“女强人社长”截然相反的类型。杂志的报道中也有类似的评语。

她给我的印象可以总结成4个字，“千金社长”。我在工作中跟两三位女社长打过交道。但给她们打分的时候，我还是很严厉的。手势夸张、爱慕虚荣、沽名钓誉、性格强势、能说能干……我可吃不消。这种女社长的类型也许是女性为了在男性主导的世界闯出一片天而不得不化的浓妆，所以也无可厚非，但没有当然再好不过。坂井女士就是一位与这些元素毫不沾边的人。[★43]

反感“女社长”的男性看泰子都很顺眼。媒体也对泰子大加欢迎，称其为“清新开朗的女社长”[★44]。但她本人真的想要这样的认同吗？那不过是世间常有的，只会在时运亨通时刮起的顺风罢了。

307名试用员大力配合

单价100日元，每盒12片——早在商品规格敲定之前，安妮卫生巾就先明确了零售价。购买可使用12次的脱脂棉需要50日元左右，因此这个价格相当于原有经血处置

用品的两倍。但高层认为“只要向消费者提供物有所值的商品即可”，并在这一方针的指导下启动了设计研发工作。★45

首先，公司采纳了泰子的提议，引进了试用反馈制度。当时技术部门已经做出了几款试制品。但在泰子看来，要想打造出一款前所未有的新型卫生巾，光做“往吸收体上滴墨水”这样的实验是远远不够的。不请女性亲身试用一下，就无法判定优劣。

说干就干。招募试用员的广告见报不过数日，安妮就收到了300多份申请，从中挑选出了60名试用员。试用员们需先后4次来到安妮的办公室，用1个小时回答关于试制品使用感的问题，酬劳为3000日元。

后来，安妮又招募了几批试用员，最后共有307名试用员参与了安妮卫生巾的研发工作。试用员来访后，首先要在员工的陪同下填写一份基础问卷，然后泰子会根据问卷上的回答，对每位试用员开展20分钟左右的面对面访谈。

基于试用员的反馈，安妮决定将产品做成“厚且大”和“薄且小”的组合，每种各6片。因为经血量不是固定不变的，还存在个体差异。试用员还指出了一个致命的缺陷：试制品是用纸做的，所以经血会渗漏。此外还需要小巧的独立包装，以便外出时随身携带。而且包装最好使用撕开时不会发出声响的材料。★[46] 今日已成“标配”的独立包装，在当时却是得从材料推敲起的“创新”。

神似糕点盒的包装

在研究试用者的反馈时，渡惊讶地发现：约 55% 的试用者只有一条弹力裤。要知道弹力裤和脱脂棉一样，都是那个年代的经期必需品。

> 连脏得长蛆的鳏夫都不会如此粗心大意，在盛夏时节如此不注意卫生。难道她们不知道干净、卫生地处理月经有多重要吗？★[47]

在渡看来，问题就出在根深蒂固的月经不洁观念上。

> 每个月都要度过烦闷痛苦的五六天，受尽不为人知的艰辛与男人的蔑视……这样的历史实在太过漫长。（中略）企业家、实业家和政客也不例外。在他们看来，谈论女人的月事堪称男人的奇耻大辱，长久

以来对相关用品的改革和发明充耳不闻。女人也好不到哪儿去，总是闭口不言，默默延续着母女相传的琐碎习惯，仿佛说出来就会影响到自己的仪容和品性一般。这让我对未来颇感担忧。一想到“安妮”的业务将要面对的风风雨雨，我就不寒而栗。★48

就在泰子日复一日地采访试用员时，渡也在绞尽脑汁地设计可容纳12片安妮卫生巾的包装盒，一心想要扭转人们对月经的晦暗印象。

让人一拿起卫生用品就长吁短叹“唉，真讨厌，烦死了”是肯定不行的。就不能设计出一款给人以美好、纯净的印象，让女性更能开怀认同“月经是女性天经地义的喜乐”的产品吗？★49

渡吩咐几位设计师“忘记自己在设计的是女性卫生用品的包装盒”。他还强调这款产品不是放在商店的角落里悄悄卖的，到时候会开展大规模的广告宣传，轰轰烈烈地卖。最后设计出来的包装盒神似精致的糕点盒。

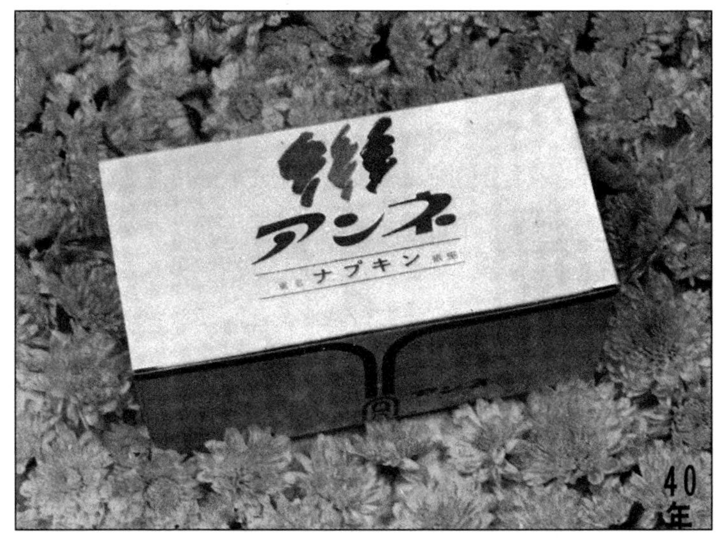

安妮卫生巾刚上市时的包装

安妮卫生巾与网纱安全裤问世

安妮卫生巾本身的使用感再舒适，配上了传统的弹力裤就等于前功尽弃。于是安妮加紧研发了一款以发网为灵感的网状卫生内裤。这款内裤被命名为“网纱安全裤”，与安妮卫生巾同步上市。其原材料成本低廉，而且可以量产，因此零售价为150日元，不至于太贵。

最大限度汲取试用员意见的研发工作也进入了冲刺阶段。技术人员和公关课提炼出了安妮卫生巾的7大“特长”。

①触感柔软舒适：以经过特殊加工的脱脂棉包裹纯浆纸棉的柔软褶皱打造的绵柔触感绝无仅有。

②吸收迅速，确保肌肤洁净：吸收面遍布小点，因此经血不会像其他产品那样扩散到整个表面，不会黏附于皮肤或黏膜，确保清新爽洁。不仅能在经期使用，还可用于卸妆。

③牢固防漏：安妮卫生巾的吸收力是脱脂棉的5倍以上，外加安妮率先引进日本的强力防水纸，可有效防止卫生巾底部和两侧的渗漏。结构牢固，运动时也不

会撕裂变形。

④三重消毒，杜绝异味：含有香料的原料与成品均严格消毒,并添加强力消毒剂“别丁”。杀菌除味效果绝佳，功效堪比清洗私处。

⑤优美体态：小而轻薄，不破坏身体曲线。搭配姐妹产品“网纱安全裤”效果更佳。

“网纱安全裤”是安妮自行研发的新型网纱卫生内裤。不仅透气，还能有效防止卫生巾移位。

⑥可冲走：无须为事后处理操心，可直接冲进下水道（包括简易冲水便器）。

⑦可与口红一起塞进随身小包：厚款（黄标）与薄款（蓝标）均有聚乙烯独立包装,方便又卫生。直接放进手提包也没有任何问题。★50

业界鼻祖安妮卫生巾与现在广泛普及的一次性卫生巾的主要区别在于“⑥可冲走”。“市面上需要一款不会堵塞日渐普及的水厕的卫生用品”，正是泰子研发卫生巾的动机之一。渡也认为“卫生巾必须能被冲入下水道”，这样就不会留下用过的卫生巾了。

安妮卫生巾以纸棉制成，确实可以冲进下水道。但后来其他厂商也相继推出了类似的产品，以至于市面上出现了许多无法冲进下水道的卫生巾，频频导致水管堵塞。久而久之，安妮卫生巾就没法再用最初的宣传口号了——“可以冲走的小内裤”。

1965 年的女性杂志刊登了一篇题为“你用哪款卫生用品？”的文章。

> “到底能不能冲进下水道啊？”怀着这样的疑问冲走卫生用品的读者应该不在少数。但许多产品的说明书上明明白白地写着“可以冲进下水道”，还附赠了“可溶于水的卫生袋”。
>
> 东京都下水道局给出了毫不留情的答复。
>
> “还有这么宣传的产品吗？是什么厂家做的，我们立刻去查。”负责人咬牙切齿道，大力宣传“可冲入下水道”的厂商明明都受到了重罚，整个行业应该都收敛了不少才是……
>
> 原来那些厂商违反了《清扫法》第 11 条——“垃圾不得冲入下水道”。[★51]

无巧不成书，刊登这篇文章的页面上竟还有一次性卫

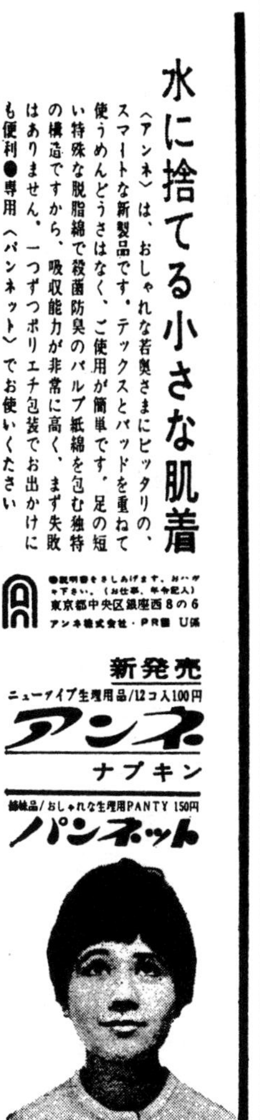

当时安妮卫生巾还以
“能冲走”为卖点

图中文字：

◆可以冲走的小内裤

潇洒时髦的新产品“安妮”最适合走在流行前沿的年轻太太。方便省事，免去了叠用特制纱布与护垫的麻烦。以专研短纤维脱脂棉包裹杀菌防臭型纯浆纸棉的特殊结构可有效提升吸收力，杜绝渗漏。聚乙烯独立包装，便于外出时随身携带。

· 请配合“网纱安全裤”使用。

· 免费寄送产品说明书，请通过填有职业与年龄的明信片索取。

东京都中央区银座西 8-6

安妮株式会社 公关课 U 组

◆新上市

新型卫生用品 /12 片 100 日元

安妮卫生巾

姐妹产品 时髦的经期专用内裤 150 日元

网纱安全裤

生巾“Pulpon Super”的广告，其宣传标语为“随水四散的内裤”，显然借鉴了安妮卫生巾。而且广告中分明写着“本品可冲入下水道”。不知道厂家有没有被下水道局处罚。

放眼安妮卫生巾的7项“特长”，②中的“可用于卸妆”和④中的“功效堪比清洗私处”将先驱者的气势体现得淋漓尽致。产品上市后，卫生巾属性的需求量便已足够大了，因此无须再开拓“卸妆巾”这一属性。说使用卫生巾便能达到与“清洗私处”相同的功效也着实有些牵强。

总而言之，安妮株式会社在1961年通过反复试验打造出了今天广泛普及的一次性卫生巾的雏形。

“40年久等了！”

公关课长渡纪彦决定在公司内外征集安妮卫生巾的宣传标语。外部征集通过《朝日新闻》进行，还设置了奖金，可惜没有收到让人眼前一亮的投稿。

至于内部征集，渡向员工们提出了以下几个条件:“具有冲击力，适合首次亮相的产品”“不能让消费者感到尴尬”“强调产品是划时代的大发明”“绝不能剽窃模仿”。“每月一次的小配饰”“解放女性的第三种内衣”“花小钱享大福”……然而这些投稿都没有被渡选中。后来，安妮又开展了第二轮内部征集，“价值千万金”的投稿脱颖而出。

40 年久等了——安妮卫生巾闪亮登场！★52

美国早在40年前就出现了高洁丝这样的产品，有月经的女性已有80%用上了纸棉卫生巾。而安妮卫生巾的问世，让落后 40 年之久的日本女性用上了舒适的卫生用品——这便是宣传标语的弦外之音。

这句标语足以载入广告业的史册。后来安妮也推出了不少堪称经典的广告，多次荣获“日本杂志广告奖”，不过最家喻户晓的还是这则“出道作”。

敲定标语后，高层与公关课就宣传方式开展了激烈的争论。渡力排众议，决定不做任何前期宣传，而是等到上市当天才在各个渠道投放广告。★53

40年間お待たせしました！

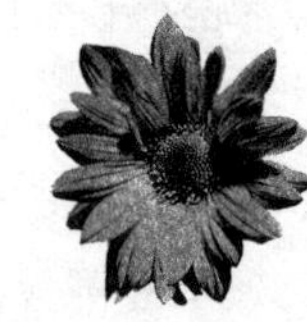

すべての女性に
毎月おとずれる生理日のわずらわしさを
一度に吹きとばす
全く新しいタイプの生理用品
〝アンネナプキン〟と、姉妹品〝パンネット〟が、いよいよ新発売され、すばらしい反響をまき起こしています。

アンネの特長は、特殊加工した脱脂綿と純良パルプ紙綿の、二つの長所をたくみに組み合わせたところにあります（特許出願）

欧米では40年も前から、このタイプが研究され、いまでは85パーセント以上のご婦人が愛用しているわけですが……
これに引きかえ、わたくしたち日本女性は遠いおばあさまの時代＝明治そのままの原始的方法しか知らされておらず知らぬ間に、この方面で欧米のご婦人たちから40年もオクレていたのです。

けれど、もう安心！
アンネの出現は一挙に、このオクレをとりもどしました。この種の製品が、オートメ化した近代的工場で、衛生的に量産されるのは、日本では全く初めてです。

発売前307名のモニターの結果も、発売後に皆さまから寄せられたナマの報告も、アンネナプキンのすばらしい効果を確証しています。
●吸収力は脱脂綿の5倍以上。モレ、よごれの心配なく快適●コンパクトタイプ（小形）で外出、通学、勤務に便利●1個ずつポリエチ包装が便利で衛生的●においも消す強力殺菌剤ダイヤフェン配合●あらゆる水洗トイレに、そのままOK…

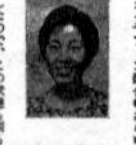

●消費者の一人として……
発売早々、思わぬほどの売れゆきで、地域によっては品不足を生じたいへん恐縮いたしておりますがいよいよ本格的量産体制に入りましたので、この状態も間もなく解消できることと存じます。
《消費者は王様》と申しますが、私も消費者の一人として、画期的な生理用品の誕生を、こころから喜んでおります。
アンネ株式会社 社長　坂井泰子（27才）

新発売
12コ入り　100円

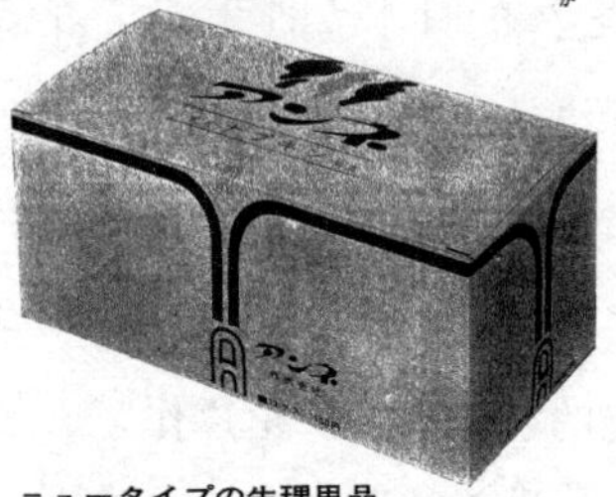

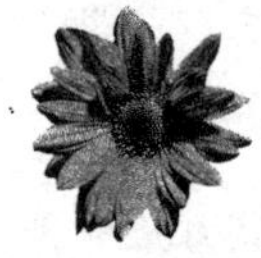

ニュータイプの生理用品
アンネナプキン

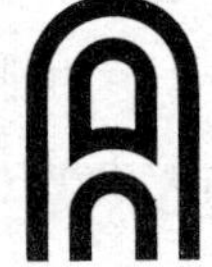

姉妹品／新しい生理用PANTY
パンネット
ウーリーナイロンでネット状に作った、おしゃれな生理用PANTY　絶対ズレません。布地を使わないフリーサイズで、冬あたたかく、ムレません。　定価150円

＊くわしい説明書をさしあげます。おハガキください。（年令・職業記入）
アンネ株式会社ＰＲ課〈ＮＡ係〉　東京都中央区銀座西８の９
＊ 有名デパート、薬局、薬店、化粧品店、雑貨店で〝アンネ〟とご指定ください。

安妮株式会社最初的报纸广告
（1961 年）

图中文字：

◆前所未有的卫生用品，扫清女性每月的小烦恼。
“安妮卫生巾”与姐妹产品“网纱安全裤”隆重上市，反响热烈。

◆安妮卫生巾的特长，在于经过特殊加工的脱脂棉和纯浆纸棉的巧妙结合（专利技术）。

◆欧美国家早在 40 年前就开始研究这种类型的卫生用品了，如今普及率已达 85% 以上……我们日本女性却还用着奶奶辈（明治时代）的土办法，不知不觉中比西方女性落后了整整 40 年。

◆不过请大家放心！
有了安妮卫生巾便能迎头赶上。
在干净卫生的现代自动工厂量产此类产品在日本尚属首次，上市前 307 名试用员的反馈与上市后来自广大消费者的好评都足以证明安妮卫生巾的品质。
· 吸收力高达脱脂棉的 5 倍以上。无须担心变形渗漏。
· 小片便于外出携带，上学出游两相宜。
· 聚乙烯独立包装，干净卫生。
· 添加强力消毒剂“别丁”，杀菌除味。
· 各种便器均可放心冲入。
· 作为消费者之一……

◆安妮卫生巾刚上市便收获了意料之外的热烈反响，部分地区甚至出现了供不应求的情况，让我深感惶恐。产品已投入量产，不日便可陆续到货。俗话说“顾客就是上帝”，作为消费者之一，我也在由衷地为这款划时代的产品的问世而欣喜。
安妮株式会社 社长 坂井泰子（27 岁）

没能实现的广告策略

安妮株式会社广邀全国各地的药品、化妆品批发商及媒体，在皇宫酒店举办了一场600人规模的“安妮卫生巾上市庆典”。谁知就在庆典当天，一个大问题浮出水面——工厂无法在上市日前生产出足量的产品。

原来安妮卫生巾在启动生产后发现了质量问题，已经生产出来的30万盒产品不得不按废弃物处理。不计成本废弃成品的原因是森部坚决不许销售有问题的产品。★54

此外，安妮卫生巾的生产线是以三美电机的生产线为模板从零开始搭建的，但坚硬的电器部件和柔软的纸棉特性迥异，以至于生产线故障频发，生产工作开展得并不顺利。进度还没追上，就迎来了举办上市庆典的日子。

于是森部临时决定将上市日期从10月1日推迟到11月11日。

公关课长渡纪彦却无法接受这一决定。因为他坚持不做任何前期宣传，早已和各大报社、出版商签订了10月1日投放广告的合同，部分媒体已经无法改期了。

渡直截了当地质问同龄人森部：“你要活活拖死安妮

吗？这个节骨眼儿上推迟上市无异于自杀！”★55

“安妮卫生巾上市当天在多家媒体同时投放广告”已成业界津津乐道的“传奇”，可惜上市延期致使部分广告没有和大部队同日见报，渡缜密谋算的宣传计划也没能实现。★56

上市当天上午销售一空

上市时间就这样推迟了1个多月。眼看着第二天就是上市的大日子了，批发商预定的产品却只入库了一半不到。再次延期是肯定不行的，可批发商态度强硬，认为这点货量实在是不够用。最终，安妮决定暂缓在东京上市，先保证大阪部分地区的供应。

售罄的消息自大阪接连传来。“顾客涌入刚开门的难波高岛屋，一上午就卖出了50盒”“大丸的200盒也在上午被抢购一空”……其他百货店也是全面售罄。★57 当时超市还很少见，安妮卫生巾仅在百货店、药店和化妆品店有售。

那天的地铁车厢里也出现了安妮卫生巾的中吊广

告[1]。广告使用的宣传标语正是“40年久等了”，还配上了精美包装盒的照片。看到“安妮卫生巾”“网纱安全裤”这两个陌生的单词时，大多数男性乘客都没有意识到那是女性卫生用品的广告。

这正是渡想要实现的效果。这样的广告完美契合了“用词不能让女性感到尴尬”的方针，同时疑惑还能勾起公众对广告的兴趣。可要是产品没在投放广告的当天上市，广告效果就会大打折扣。因此渡建议泰子痛下决心，按原计划全国同步上市。[★58]

结果批发商90%的存货都在上市首日被消费者抢购一空。因为原计划供应市场的1000万盒只生产出了300万盒。于是安妮立刻印制了7000张海报送往各地零售商，一面印着“安妮卫生巾到货！”，另一面则印着“安妮卫生巾售罄！”。稀缺感激起了女性的购买意愿，批发商的订单如雪花片般涌来。[★59]虽然推迟上市打乱了渡精心酝酿的宣传计划，但安妮懂得随机应变，巧妙利用了供不应求的现状，进一步拉高了销量。

报刊广告附赠的“样品申请券”也收到了远超预期的

1 中吊广告，挂在车厢中部，位于乘客头顶，有较高的强制可见度。

反响，公司每天都会收到大量来自全国各地的申请券。没能在商店买到安妮卫生巾的女性消费者甚至直接把钱寄到了安妮总部。也许有些消费者是“不好意思去店里买卫生巾”，而不是本地商店买不到或已售罄。“消费者寄钱到安妮总部求购卫生巾”的情况持续了数年之久。★60

触及300万月经人口

生产线的运转日趋顺畅，产量稳步增加后，安妮卫生巾的销量急剧增长。但这个阶段的消费者主要集中在城市地区。为了让农村地区的女性了解到安妮卫生巾的存在，泰子和销售部门的员工挨家挨户地走访全国各地的零售商，用墨水演示卫生巾的吸收力，并张贴海报，协助上架。

通过这一系列的推广活动，安妮意识到：在没有水冲式厕所的农村地区，泰子和渡最看重的卖点“可冲入下水道”并不要紧，吸收力等方面的性能才是重中之重。★61

森部起初提出了“每月销售 100 万盒”的目标，但其他干部和专家强烈反对，认为这简直是痴人说梦。多亏了渡主导的宣传工作和销售部门脚踏实地的努力，这一目标竟然成功实现了。

当初森部决定投资一家做女性卫生用品的公司时，三美电机内部也有不少反对的声音。“工程师研究女人用的玩意儿成何体统……何况还是跟月经有关的东西，简直不像话。★62”但由于安妮迅速壮大了起来，反对者自然而然就消停了。★63

森部决意乘胜追击，开展以“触及 300 万月经人口”为目标的推广活动，提议通过药店向女性消费者分发 300 万份安妮卫生巾试用品。泰子和高管们为此召开了几次会议，决定改为通过全国的健康保险合作社分发至学校。★64 但不知为何，这一计划似乎并未付诸实践。最终安妮放弃了学校，转而通过学校周边的文具店和药店分发名为“少女套装”的试用套包，内容物包括安妮卫生巾、网纱安全裤和题为“高洁优美——写给广大母亲”的小册子。因为那都是即将迎来初潮的女孩常去的地方。

至于学校方面，安妮就只向卫生老师寄送了公司产品的宣传册。此外，安妮还与笔记本厂商开展合作，以“学校卫生巾（校园安妮）”的名义销售过产品，但在短短 1 年后就因“文具店不得销售女性卫生用品”停止了相关业务。★65

“安妮日”成为月经的代名词

随着时间的推移，安妮推出的各种产品从城市普及到了农村，从职业女性和刚来月经的少女普及到了她们的母亲，需求量稳步增长。忠实拥趸纷纷写信给公司总部或泰子，对安妮卫生巾舒适的使用感大加赞赏，甚至出现过一天收到百余封感谢信的情况。[★66] 部分消费者在信中将来月经的日子称作“安妮日”。

> 我为 6 岁的女儿买了安妮卫生巾备用，希望孩子们不要走我们这代人的老路，能够舒适愉快地度过经期，而不至于对月经产生负面印象……
>
> 我是某个领域的业余咨询师，经常和 40 岁上下的太太们打交道。我们借用贵司的名字，将经期称作“安妮日”。因为这个词语感柔和……总觉得生理期、例假这样的说法太过直白，听着不太舒服……[★67]

“月经”自不用论，那个年代的女性连“生理期”“例假”这样的词语都羞于启齿。

恰在此时，（当时的）厚生省要求安妮修改宣传标语，

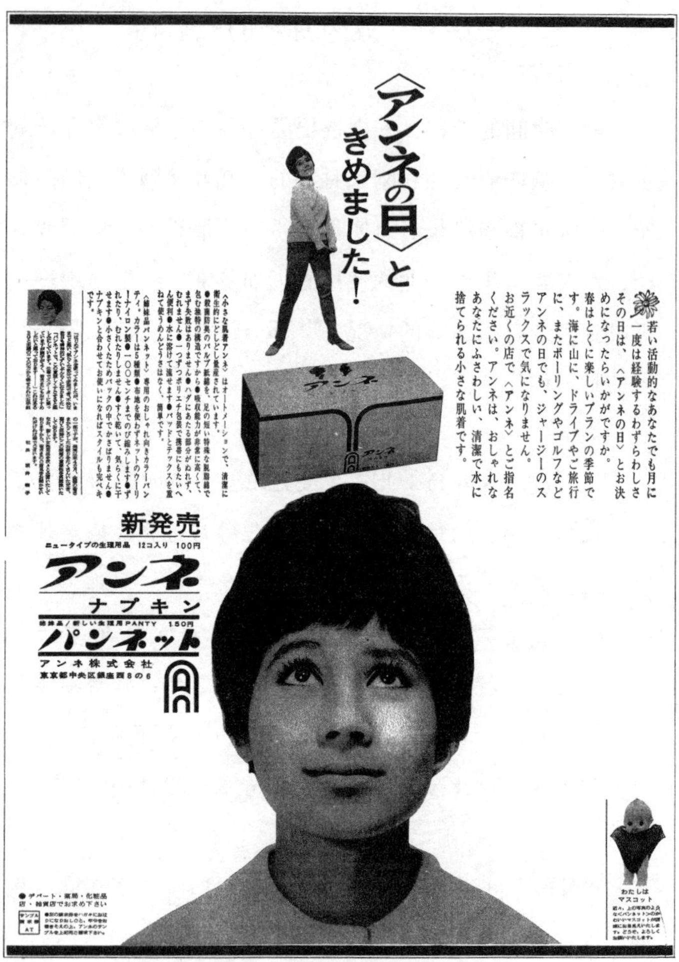
〈アンネの日〉ときめました！
若い活動的なあなたでも月に一度は経験するわずらわしさ その日は、〈アンネの日〉とお決めになったらいかがですか。春はとくに楽しいプランの季節です。海に山に、ドライブやご旅行に、またボーリングやゴルフなどアンネの日でも、ジャージーのスラックスで気になりません。お近くの店で〈アンネ〉とご指名ください。アンネは、おしゃれなあなたにふさわしい、清潔で水に捨てられる小さな肌着です。
〈小さな肌着アンネ〉はオートメーションで、清潔に衛生的にどしどし量産されています。●殺菌防臭のパルプ紙綿を、足の短い特殊な脱脂綿で包む独特の構造ですから●吸収能力が非常に高くて、まず失敗はありません●ハダにあたる部分がぬれず、むれません●一つずつポリエチ包装で携帯にもたいへん便利●水に溶けて流せます●パッドとテックスを重ねて使うめんどうさはなく、簡単です。
〈姉妹品パンネット〉専用のおしゃれ向きカラーパンティ。カラーは5種類●布地を使わずネットのウーリーナイロン製●一〇〇センチまでのび縮みします●ずれたり、むれたりしません●すぐ乾いて、気らくに干せます●小さくたためパックの中でかさばりません●ナプキンと合わせてお使いになればスタイルも完ペキです。
新発売
ニュータイプの生理用品 12コ入り 100円
アンネ
ナプキン
姉妹品／新しい生理用PANTY 150円
パンネット
アンネ株式会社
東京都中央区銀座西8の6
●デパート・薬局・化粧品店・雑貨店でお求め下さい
わたしはマスコット

“安妮日”成为月经的代名词
（1962 年）

图中文字：

◆ “决定了，以后就叫‘安妮日’！”

年轻好动的你也免不了每月一次的小烦恼。以后就叫“安妮日”怎么样?

春天当然是要游山玩水的。兜风远行、保龄球、高尔夫……“安妮日”也能照样穿紧身裤，欢迎就近选购。安妮卫生巾干净卫生，用后可直接冲走，最适合时尚的你。

“贴身小内裤安妮卫生巾”全自动量产，干净又卫生。

· 采用杀菌防臭纯浆纸棉，以专研短纤维脱脂棉包裹。

· 吸收力高，无须担心变形渗漏。

· 接触肌肤的部分持续干爽，透气不闷热。

· 聚乙烯独立包装，携带方便。

· 无须自行组合特制纱布与护垫，操作简单。

◆ “姐妹品 网纱安全裤”款式时尚的彩色专用内裤。5 款颜色供您选择。

· 不用布料，以毛尼龙制成。

· 可拉伸至 100 厘米。

· 不变形，透气性佳。

· 速干，晾晒方便。

· 可叠成小块装进手提包，不占空间。

· 搭配卫生巾，体态轻盈如常。

因为“40 年久等了！”这句话会误导消费者，给人以“整整 40 年都没人研究卫生巾”的印象。★68 于是渡便拍板敲定了新的标语——“决定了，以后就叫‘安妮日’！”

“安妮日”就这样成为了月经的代名词，走进了千家万户。安妮卫生巾上市 1 年半后，《每日新闻》刊登了这样一篇投稿：

> “今天怎么这么晚啊……”正担心的时候，上五年级的女儿气喘吁吁地回来了。她告诉我，是卫生老师把女生们留了下来。我顿感全身一僵，心想“该来的还是来了”。
>
> 我装作不经意地问：“老师说什么啦？”女儿说，老师播放了关于初潮的幻灯片，讲了 1 个半小时。（中略）女儿还说：“老师说月经有很多种说法，但现在都叫‘安妮日’了。可安妮不是女人的名字吗？”我听得感慨万千。
>
> 我是上了女校以后才在学校得知了月经的存在，回家后也没跟妈妈提起。当时是朋友告诉我的，而我觉得这种事是不该随便议论的，所以一直藏在自己心里。我还清楚地记得，1 年后第一次来月经时，自己

是多么犹豫，都不知道该怎么告诉妈妈才好。

现在的孩子却能当着母亲的面，坦坦荡荡地聊起月经，轻快得一如“安妮”这个词给人的印象。我由衷希望天底下的女孩能永远无忧无虑，茁壮成长。★69

对于将月经称作“安妮日”一事，后来的电影导演大岛渚给出了这样的评语：“老一辈肯定受到了不小的文化冲击。如今的我们活在一个用别的词替代月经反而觉得别扭的时代。说‘安妮日’反倒有点装傻卖乖的感觉了。”★70

“安妮日”这个说法早已走下历史舞台。但也多亏了那段可以大胆说出“安妮日”的岁月，如今的我们才能自然而然地说出“月经”二字。

改写月经观的广告

在“40年久等了！”和“决定了，以后就叫‘安妮日’！”之后，安妮接连推出极具影响力的广告，在10年里荣获“日本杂志广告奖”10次之多。

在1969年之前，大冢清六一直都是安妮的御用广告插

画师。作品广受好评，以至于大家形成了“大冢清六 = 安妮”的思维定式，害得大冢清六都不太好接其他客户的委托了。★71

本书附录展示了安妮从 1962 年到 1971 年投放的部分报刊广告。这些广告以绝妙的宣传标语与精美的插图照片组成，全然感觉不到在当时仍然根深蒂固的负面月经观。

一位安妮前员工表示，“我们的广告一直都在强调‘月经一点也不难为情，反而是值得骄傲的，是大家都有的生理现象，就跟出汗一样，完全可以抬头挺胸说出来’”。不过安妮在广告的措辞方面还是非常小心谨慎的。

> 广告中不能出现“生理期”这样的字眼。“月经”二字更是提也不能提。产品介绍的部分一律以“每月一次的烦恼”之类的表述开头，这样就足以让女性消费者看懂。月经并不是什么羞耻的事情，反而是女性身体健康的体现。然而……这终究不是什么能随随便便跟他人提起的事情。女性总是煞费苦心，甚至不想让同性注意到。我们却想通过广告将这件事摆在光天化日之下，所以小心谨慎一些是很有必要的。我们连“血”字都不会用，绝口不提“经血”。例如，月经期

间的出血量是不固定的，有的日子多，有的日子少，于是我们就会说“请根据量的多少选择合适的款式”，绝不会用“出血”一词。毕竟“血”字会在视觉上给人留下凄惨的印象，跟“纯净”“平和”毫不沾边。★72

这就是渡在安妮卫生巾上市之初敲定的广告方针。

在现代人看来似乎有些过于谨慎了。然而在那个年代，即便小心成这样，恐怕还是会有大批女性觉得“太露骨”，因此“表述要尽可能隐晦”的方针还是非常合理的。

在这一谨慎方针的指导下耐心推进的意识改革确实取得了成功，今日的现状便是铁证。视月经为“污秽”、对经期设置种种“禁忌”的时代已成过往。

卫生棉条使用率低的原因

1968年，安妮株式会社与德国的卡尔·哈恩公司开展技术合作，共同推出了“安妮卫生棉条 o.b.”（详见本书附录的广告）。但在卫生棉条市场，安妮是后来者。

如第一章所述，早在侵华战争期间（1938年），合资公司樱冈研究所就率先在日本推出了卫生棉条类产品。然而由于原材料短缺等因素，卫生棉条并没有广泛普及，战后还出现了许多因使用自制棉条造成健康问题的病例。

于是在 1948 年，厚生省（现为厚生劳动省）将卫生棉条指定为医疗用具（现称“医疗器械”）。1951 年，樱冈研究所改组而成的日本卫材株式会社（今天的卫材株式会社）率先获得认证。1964 年，卫材乘着东京奥运会的东风推出了导管式卫生棉条“Cellopon”。无论是战前还是战后，在卫生棉条的生产和销售方面投入最多的都是卫材。

从 1968 年起，中央物产株式会社开始销售从美国进口的“丹碧丝卫生棉条”。“安妮卫生棉条 o.b.”也是同期上市的产品。

安妮的卫生棉条广告与渡的方针相背，表述很是“露骨”。投放于报纸的广告如是说——“‘处女膜不是膜，而是皱褶！’没错，就是长在距离阴道口 2~3 毫米处的皱褶。（中略）而且处女膜是黏膜组织，兼具弹性和韧性。”之所以使用这样的表述，是因为许多女性由于缺乏相关知识产生了误解，不敢轻易尝试方便的卫生棉条。

下面这段文字出自 1973 年的女性杂志：

一位24岁的白领丽人最近刚刚转投卫生棉条阵营。(中略)她计划利用新年假期去滑雪,可月经不知为何提前来了。(中略)找同事商量过后,她去附近的超市买了卫生棉条。可是单看说明书和示意图还是不太明白该怎么用。同事已经有过性生活了,对置入卫生棉条没有任何顾虑,但她希望在结婚前保持处子之身。她还以为处女膜是跟鼓膜一样封在阴道口的,所以最担心的便是这个问题。拿起实物时,她觉得非常不可思议,心里惴惴不安。在她看来,完好的处女膜是理想婚姻的必要前提,否则日后的伴侣定会误以为她是个不检点的女人。考虑到下半辈子的幸福,咬牙忍耐经期的烦恼似乎是理所当然的,所以她很犹豫,不敢用卫生棉条。同事笑着跟她解释了一下。(中略)哦……原来是这么回事。没什么痛感,推到位以后也没有任何异物感。她品尝到了前所未有的自由感,哪怕滑雪时摔倒了,也完全没有经血涌出的感觉。不可思议的是,她甚至忘记了下腹部的疼痛和坠胀感。[★73]

许多女性和这个例子中的白领丽人一样,担心使用卫生棉条会导致处女膜破裂,以至于“嫁不出去”。

当时颇有知名度的性咨询师千惠子[1]医生在一篇题为“月经常识的谎言”的杂志文章中，对“未婚女性不应使用卫生棉条”这一“常识”做出了如下澄清：“使用卫生棉条、用手指触摸都不至于破坏处女膜。处女膜是阴道口周围的褶皱状黏膜组织，其中央本就有开口，而且黏膜本身具有弹性，不会轻易损坏或撕裂。”★74 作者强调“不会轻易损坏或撕裂”，也能从侧面证明认为处女膜的“损坏或撕裂”不是好事的人不在少数。

总之，为了打消女性消费者对处女膜的顾虑，连安妮的广告都不得不做出略显“露骨”的解释。

1972 年，十条金佰利株式会社（日本制纸 Crecia 株式会社的前身）也开始销售进口卫生棉条了。1974 年，Charm 株式会社（尤妮佳株式会社的前身）推出了“Charm 卫生棉条”，并在电视等渠道积极投放广告，大力开展营销。★75

谁知在 20 世纪 70 年代末，美国发生了“卫生棉条休克事件”——宝洁旗下产品“Rely 卫生棉条”的使用者出现了高烧、腹泻、恶心、皮炎等休克症状，至少数十人因此丧命。

1　千惠子（1924—2010），本名木下和子，妇产科医生，性学评论家。

罪魁祸首是一种名叫 TSS（中毒性休克综合征）的细菌性休克，由特定的金黄色葡萄球菌产生的毒素引起，不使用卫生棉条也有可能患上，但大多数成年人体内有针对这种毒素的抗体。查明卫生棉条的吸收力与 TSS 发病率的相关性后，厂商便不再用吸收力强劲的人造丝制造卫生棉条，TSS 的病例数也随之急剧下降。★76

目前日本有月经女性的卫生棉条使用率不过 20% 左右，20 岁以下群体的使用率更是低至一成。★77 常有人将其归咎于“卫生棉条休克事件”，然而事件发生后，美国的棉条使用率仍高达 60% 左右★78，远超日本。顺便一提，在天主教人口较多的欧洲国家，卫生棉条的使用率往往较低。

从某种角度看，我们也可以说是明治以来各方反复强调的“置入有害论”阻碍了卫生棉条的普及。但“卫生巾性能卓越，不用卫生棉条也能舒适度过经期”恐怕才是卫生棉条没能广泛普及的首要原因。

“丹碧丝”卫生棉条已在 2001 年退出日本市场。老字号卫材也在 2003 年砍掉了卫生棉条业务。目前日本唯一还在生产销售卫生棉条的厂家就是尤妮佳。

安妮的功绩

安妮通过卫生巾和安全裤的研发与销售，为广大女性的生活提供了物理层面的支持。不过意义更为深远的是，这家公司通过报刊广告消除了人们长久以来对月经的负面印象，改写了“羞于启齿”“藏着掖着”的月经观。

在我看来，其他厂商迟早也会推出类似的卫生用品，但只有拥有泰子、森部和渡的安妮才能发动如此强劲的广告宣传攻势，在短时间内颠覆公众的月经观。

泰子从女性的角度出发，发自内心地希望改进女性卫生用品。她想出的产品名“安妮”语感柔和，广受女性消费者的认同。三美电机社长森部一的存在也至关重要。因为他注重广告宣传，在这方面投入了大量预算，渡这个公关课长也是他一手提拔的。

在4帖半破公寓里的小作坊一步步发展壮大为三美电机的过程中，森部也高度重视广告宣传。和北九州的童年玩伴们窝在小房子里手工制作零部件的时候，负责销售工作的森部用宝贵的销售收入买了一辆新款踏板车。弟兄们都怪他乱花钱，他却不以为意，第二天就把“三美电机”的招牌挂在了车上，开着它到处跑。带顶篷的新款踏板车

牢牢吸引了路人和客户的目光，成功营造出了“三美电机势头正劲”的印象。★79

跑销售的森部对自家产品有着无人可及的信心。他坚信客户只要肯买回去用，就一定会被产品的出众性能打动。因此他认为广告至关重要，哪怕要花点钱，那也是值得的。三美电机日后的发展便足以证明森部有先见之明。

先驱者的艰辛

多亏了强有力的广告攻势和脚踏实地的销售推广，安妮的销售额急速攀升。公司成立第二年便达到了 10 亿日元，第三年则飙升至 21 亿日元。资本金也在稳步增加，在 1965 年增至 6 亿日元。不过短短 3 年，员工人数就从 20 多人增加到了 600 多人。森部建设了一家新工厂，还成立了“安妮商运株式会社”，专门负责运输安妮的产品。★80

朝日新闻社的一项调查称，在 1961 年 12 月（安妮卫生巾刚上市不久），“用过安妮卫生巾的女性”约占有月经女性总数的 2%。而在 1977 年，这个数字上升了 50% 左右。网纱安全裤也广受好评，上市后的四五年里每月都能

卖出 50 万到 60 万条。[★81]

长久以来稳坐女性卫生用品头把交椅的脱脂棉自然就无人问津了。

> “如何与老厂商打交道”成了让坂井女士颇感棘手的问题。以前大家都用脱脂棉，而安妮抢占了脱脂棉的市场，所以总有脱脂棉厂商向批发商施压，不许他们进卫生巾，想方设法给安妮小鞋穿。但坂井女士还是会积极参加批发商的年会，见了谁都笑眯眯的。[★82]

这番话出自前文提过的千惠子医生。她曾与泰子一起前往全国各地举办讲座，大力推广卫生巾。据说有一次，有位老太太来到讲座会场，让她们“别当众说这么下流的事情”。安妮甚至收到过家长委员会的投诉，说孩子看到了安妮卫生巾的电视广告，问“安妮是什么”，搞得家长不知所措。[★83]

说起明星代言的女性卫生用品电视广告，最具影响力的当属研直子[1]的“迷你 Charmnap”[2]（尤妮佳），不过安妮在这方面也是第一个吃螃蟹的人。广告歌选用了三木鸡郎作词作曲的《With you》。★84

有关部门对女性卫生用品的电视广告做了严格的规定。（当时的）厚生省禁止此类广告在“儿童观看的时间段”“饭点”和“黄金档”播放。厂商也不得在剧院和报纸头版投放广告。★85“涉及暗中使用的物品、不适合在家中讨论的物品的广告需严加斟酌”——日本民间放送联盟播放标准中的这一条文也让女性卫生用品的厂商们一筹莫展。★86

安妮的飞速发展激活了停滞许久的女性卫生用品市场。不过短短 5 年，市面上就出现了 300 多家新公司。★87甚至有其他公司的员工悄悄混进安妮为客户举办的工厂参观活动，以便借鉴安妮的生产线。★88

不正当的低价甩卖也让安妮苦不堪言。部分零售商以极受欢迎的安妮卫生巾引来顾客，然后趁机推销其他厂商的卫生巾或别的产品。食品店以 10 日元 1 盒的价格贱卖安

1 研直子，出生于 1953 年，本名野口直子，歌手、电视艺人、女演员、喜剧演员。

2 Charmnap，尤妮佳的漏尿垫品牌，尚未进入中国市场。

妮卫生巾也是常有的事。★89

为对抗新老友商相继推出的同类产品，安妮不遗余力地提高产量。由于“聚乙烯独立包装”这一环节没有实现机械化，安妮只得将这部分工作转包给工厂周边的农户，因此违反了《药事法》，在 1964 年 1 月被有关部门勒令停产 1 周。安妮召回了约 80 万盒产品，泰子含泪召开了新闻发布会。★90

安妮痛定思痛，引进了装盒机，实现了独立包装环节的自动化。广告中也强调了“所有产品均为全自动包装”。

因违反《药事法》受罚后，安妮仍然守住了行业第一的市场份额，但后起之秀 Charm（尤妮佳的前身）已在稳步迫近。

“走着瞧”：尤妮佳创始人高原庆一郎的挑战

昭和六年（1931 年），尤妮佳的创始人高原庆一郎出生在以手抄和纸闻名的爱媛县川之江市（今天的四国中央市）。祖父在他很小的时候就在前线病逝了，父亲小学毕业后进了一家本地纸张批发商做工，后来白手起家，创立了“国光制纸株式会社”。

高原上小学时是个“早生[1]的瘦小书呆子”，经常被人欺负。哭着回到家时，母亲并没有好言安慰，而是教育他说：“男子汉大丈夫，哭着回家成何体统。下次再有人欺负你，你就告诉他‘咱们走着瞧’！”★91

有一次，高原在海边被恶霸们推来搡去，口鼻和耳朵都进了沙子，“心里又气又恼，‘走着瞧’三个字脱口而出”。起初还只是小声嘀咕，结果领头的恶霸回了句：“瞧什么呀？”他便觉得怒气涌上心头，扯着嗓子喊了一遍又一遍“走着瞧”。倒不是“以后要报仇雪恨”的意思，而是决意做一个顶天立地的人，争口气给他们看看。从那以后就没人再欺负他了，而“走着瞧”也成了他的绰号。

受父亲的影响，高原决意创业，于是考入了大阪市立大学商学部。而他选作毕业论文主题的正是与老家川之江颇有渊源的“纸”。他在论文中指出，纸有三大功能，即“记录”“包装”和“擦拭”。而“擦拭”是一个极具成长潜力的领域，势必会被经济的增长带动起来。当时的他怕是做梦都没想到，自己将来会创办一家立足于“擦拭（吸

1　早生，生在 1 月 1 日至 4 月 1 日的孩子，入学比 4 月 2 日后出生的孩子要早 1 年。

收）”功能的公司。

“我也在用”：痔疮患者也用卫生巾

29 岁时，高原创办了主营建材的“大成化工株式会社”。公司成立之初只有 4 名全职董事和 12 名员工。9 个月后（1961 年 11 月），他在报纸上看到了安妮卫生巾的广告：“40 年久等了！”对卫生巾生出了兴趣。

他立即去家附近的药店买了安妮卫生巾。拆开研究过后，他便想：“只要搞几台设备，把吸收力强劲的纸叠起来再裁剪一下，我们也能做出来。”

恰在那时，他参加了日本生产性本部组织的“中小企业新品研发考察团”，前往美国各地走访考察。他走进日本还没有的大型超市时，看见货架上堆满了女性卫生用品，大受震撼，不由得想：“这种东西居然是可以光明正大卖的吗？”★92

在日本，女性卫生用品却是见不得光的东西，与美国形成了鲜明的对比。

大家都说，日本富起来以后就会变得跟美国似的。所以直觉告诉我，女性卫生用品在日本的买法和卖法肯定也会像我亲眼看到的美国超市一样。我也试着买了一包。女店员也完全没有大惊小怪。

我在美国买了满满一旅行袋的卫生用品。回到日本后，羽田机场的海关职员让我打开旅行袋。他问："这是什么？"我坦坦荡荡地回答："这是美国的女性卫生用品。"于是他便稍稍移开目光，高喊"下一位"，就这么放我过去了。

我决意开辟一项新业务。我想尽快回到川之江，将这个决定告知员工。★93

然而，员工们强烈反对，说"我可不记得自己进了一家做女性卫生用品的公司"。

高原在川之江买下了一座倒闭的电影院，将其改建成工厂，尝试用"切纸冲压机"将若干层纸冲成同样的形状。奈何他并没有黏合纸张的技术，只得反复试错。

他把试制品带回家，"睡觉时用水打湿了贴在裤裆上"。安妮的渡纪彦也曾穿着弹力裤走在银座街头，甚至亲身体验穿着它睡觉的感觉。查阅资料便不难发现，两人的言行有不少共通之处。

高原一边研究卫生巾，一边做员工的思想工作。

> 我当着所有人的面如此说道："我也不是不能理解你们的感受。可是连我们都觉得尴尬，那购买卫生用品的女性不是更尴尬吗？是时候改变这种不合理的社会观念和老思想了。女性有月经是天经地义的啊。"我不光是在激励员工，更是在激励自己。"所以我们一起努力好不好？一起做这个行业的龙头老大！"员工们默默听着。★94

昭和三十八年（1963 年），高原率 6 名员工带着试制品搭乘宇高联络线前往本州，然后兵分两路，深入山阳地区和山阴地区推销自家产品。因为安妮的产品在中国地区[1]尚未普及。

他们专坐慢车，每到一个站都要下来翻一翻黄页，查找本地零售商和批发商，上门推销。对方问："这东西真有那么好吗？"高原笑着回答："我也在用呢。"高原本人

1 中国地区，指日本冈山、广岛、山口、鸟根、鸟取这 5 县所在的本州西部地区。

称其为“玩命式推销法”，专门用来对付“你一个男人怎么知道它好不好用”这样的质疑。其实他患有痔疮，垫卫生巾确实有助于缓解疼痛。

坂井泰子与高原庆一郎

当时的卫生巾市场是安妮一家独大的状态，但高原确信他们很快就能在技术层面迎头赶上。与其抢占安妮手中的市场份额，不如自行开拓市场。而且他很想在日本尝试一下美国超市的那种“光明正大的卖法”。

> 为了堂堂正正地挑战安妮，我登门拜访，还厚颜无耻地提出想进工厂参观一下。安妮的社长是一位比我小 3 岁的女士。女社长在当时还是很稀罕的，是媒体关注的焦点。
>
> 说句容易被曲解的话，当时我是发自内心地想：“哪能输给一个女人！”好不容易在批发商的新年聚会上见到她时，我如此寒暄道：“我就是个四国的乡下人，以后还请多多指教。”我再三请求和安妮有业务往

来的设备厂商帮忙美言几句，总算争取到了参观工厂的机会。安妮的工厂干干净净，设备摆得整整齐齐，与川之江的工厂有着天壤之别。★95

“哪能输给一个女人”这话确实不妥，不过以“走着瞧”为座右铭的高原会对功成名就的时代弄潮儿坂井泰子生出竞争意识倒也是顺理成章。

坂井泰子是个不太在意收益的人，推出卫生巾的初衷是让女性过上更舒心的生活。高原庆一郎则是一位以“成为行业老大”为目标的创业家。正是两者之间的鲜明对比，使卫生巾的发展步入了正轨。

高原才刚向安妮宣战，父亲经营的国光制纸旗下的隔扇纸厂就发生了火灾。高原认为女性卫生用品才是更有发展前景的领域，于是说动父亲将隔扇纸厂改建成了生产卫生巾原料纸的工厂，打通了从原料到成品的各个环节。

大成化工的卫生巾在上市第二年（1964年）就创造了1.92亿日元的销售额（建材部门的销售额也不过1.24亿日元）。卫生巾就此成为公司的核心业务。建材业务发展得也不错，只是“大成化工”并不是一个契合女性卫生用品的名字。于是高原在1965年另外成立了一家叫“Charm”

的公司，专门销售女性卫生用品。这家公司在1974年更名为“尤妮佳”（Unicharm）。

“Uni”代表“Universal”（普遍）、“Unique”（独一无二）和“United”（联合）。这个词寄托了创始人的愿景——希望尤妮佳成为向全世界提供普遍适用且独一无二的商品和服务的联合企业。

基于高原访美时的亲身经历，Charm将卫生巾销往刚刚在日本兴起的大型超市。这一策略收获了巨大的成功。1971年，以“赶超安妮”为口号的Charm终于实现了目标，在销售额上超过了安妮。

1973年石油危机爆发时，卫生巾和厕纸、纸巾一样被抢购一空。Charm全力增产保障供给，赢得了渠道商和零售商的信任，从而扩大了市场份额。★96

运用卫生巾技术的一次性纸尿裤

1978年，花王进军女性卫生用品市场。两年后，尤妮佳的销售额和利润首次出现下滑。见市场趋于饱和，高原决定运用在研发卫生巾的过程中积累的无纺布技术和吸收体技术，开拓一次性纸尿裤的生产销售业务。当时宝洁占据了一次性纸尿裤市场 90% 的份额。

为实现产品差异化，尤妮佳研发了以日本传统尿布为灵感的立体纸尿裤，1981 年在北陆地区率先上市，次年推广至全国。因这款产品的市场反响远超预期，尤妮佳的市场份额在 1983 年超过了宝洁。谁知好景不长，宝洁启动了女性卫生用品业务，花王也跟进了一次性纸尿裤市场，导致尤妮佳的销售额和利润再次下滑。

巨头的猛烈攻势令高原身心俱疲。所幸好友丸田芳郎（时任花王社长）传授的“经营真髓”在关键时刻拉了他一把。

“智慧是无限的。而智慧的结晶，就是在提高品质的同时实现消费者追求的价值。”[★97]

在高原看来，要和巨头一较高下，唯一的办法就是竭尽全力提升品质，因此他时刻关注着研发的进程。

> 小宝宝不会告诉你产品是好是坏，所以要全方位观察用过的纸尿裤和宝宝臀部的状态。如果一味注重防漏，纸尿裤就会变厚，内部温度也会升高，闷久了就会导致裆部皮炎。幸亏我们的研发团队大胆挑战了

这个二律背反[1]的难题。★98

1 年后，尤妮佳推出了一款以褶皱加强透气性的新产品，其吸收力也在厚度不变的前提下提升了 3 倍（和尤妮佳以往的产品相比）。新品销售火爆，尤妮佳的销售额和利润也重归增长轨道。

高原的下一项挑战便是研发成人一次性纸尿裤。

> 消费者对婴儿纸尿裤还是比较宽容的，母亲会愿意通过观察大小便掌握宝宝的身体情况，享受孩子成长的过程。成人的需求则更为迫切。渗漏会给照护者带来不小的麻烦，更会伤害当事人的自尊心。同样是一次性纸尿裤，但使用场景大不相同。（中略）研发成人纸尿裤在我心里的定位更接近使命感与创业者的浪漫，而非纯粹的生意。大家常说“不愿让别人伺候屎尿”，因为这件事关乎人的尊严。★99

1　二律背反，对同一个对象或问题所形成的两种理论或学说虽然各自成立，但是相互矛盾的现象。

1987年，尤妮佳正式进军成人纸尿裤市场，致力于研发为照护者和被照护者减负的产品，例如贴在纸尿裤内、可有效减少纸尿裤更换次数的“内置型纸尿片”[1]，以及通过自行穿脱增加运动量的“康复裤”。

在“康复裤”上市的同一年，东洋卫材株式会社（丽护多有限公司的前身）也推出了成人内裤型纸尿裤。最早研发卫生巾和成人纸尿裤的厂商还有“株式会社近泽制纸所”，它和尤妮佳、丽护多一样扎根于造纸业发达的四国。此外，还有专做成人纸尿裤的“株式会社光洋”。正是这些厂商的稳步发展提升了产品质量，大大减轻了照护工作者的负担。

因为环保等方面的问题，对一次性卫生巾的声讨日渐升温（详见后文），但成人纸尿裤的进化应该是众望所归。因为这类产品正视了攸关“尊严”的排泄问题，减轻了与“3K（苦、脏、臭）”[2]联系在一起的照护工作的负担。

在安妮走下历史舞台后，尤妮佳继续以其“擦拭（吸收）”技术引领一次性女性卫生用品行业的发展，并通过

1 内置型纸尿片即 Lifree 乐互宜。

2 3K，日语写作“きつい、汚い、臭い”，日语发音都以 K 开头。

研发成人纸尿裤为照护行业做出了非同小可的贡献。

森部转让安妮

说回 20 世纪 70 年代。

高原庆一郎创立的 Charm（当时）业绩稳步增长，安妮却已呈现出日落西山的衰退之势。

1971 年 3 月，三美电机因对美出口低迷和针对日本彩电的抵制运动亏损 7 亿之多，因此森部决定变卖位于狛江的总工厂，将公司总部迁至调布工厂，并转让 16 家子公司中的 4 家，安妮也在其列。

当时三美电机持有安妮 65% 的股份。森部将这些股份以 2:2:1 的比例转让给了本州制纸株式会社、（当时的）狮王牙膏株式会社和东丽株式会社。本州制纸和东丽本就是安妮的原料供应商，狮王牙膏则是因为产品分销渠道与安妮重叠决意加入管理阵营。泰子被架空为无代表权的董事长，新社长出自本州制纸。★100

中井（引用者注：本州制纸专务董事）、佐佐木

（引用者注：狮王牙膏常务董事）等人一致表示，“从三美手中接过的是潜力股，而非烂摊子”。毕竟安妮知名度高，占有30%的国内市场份额。结合妇女解放运动的时代背景，这应是一桩有利无弊的买卖。★101

当时的报纸如是说。“时代背景”一词带有“弹指之间”的弦外之音，但卫生用品在那之后也一直深受女性消费者的支持，相关市场也是持续增长。

女性卫生用品的进化与安妮的落幕

一次性卫生巾起初以纸棉为主要原料，但石油危机（1973年）导致的纸张短缺促使厂商纷纷改用棉浆，卫生巾的厚度也随之减半。因研直子的电视广告闻名的“迷你Charmnap”（尤妮佳）就是这项研究的产物。★102

1978年，第一卫材株式会社和花王株式会社推出了第一款将高吸水性聚合物应用于吸收体的卫生巾，加速了卫生巾走向轻薄的进程。花王也在这一时期推出了延续至今的卫生巾品牌“乐而雅”。乐而雅最先在静冈地区上市，

次年推广至全国，广受好评。★[103]

“高吸水性聚合物”有着丙烯酸和中和丙烯酸而成的聚丙烯酸钠交联形成的网状结构，能像气球一样膨胀并储存大量水分，吸水量高达自身重量的100至1000倍，为卫生巾和纸尿裤的进化贡献良多。★[104]

高吸水性聚合物就此成为一次性卫生巾不可或缺的原材料。也是从那时起，日本女性可以在经期安心投入工作，无须再为“出丑”忧心。

1979年的《主妇之友》刊登了尤妮佳卫生巾“清爽Charmnap”广告。代言人松岛奉子（演员）如是说：

> 我觉得对职业女性来说，如何度过经期是决定生死存亡的大问题。（中略）世界上很少有国家能像今天的日本一样，有各种卫生用品供消费者选择。以前的女性不得不靠不完善的卫生用品对付过去，心理负担可想而知。对外出工作的女性而言，这肯定是一个巨大的障碍。
>
> 我经常担任主持人，在舞台上一站就是好几个小时。所幸现在的卫生用品性能卓越，什么都不用担心。★[105]

这毕竟是广告，内容难免有些夸大其词，但不可否认的是，卫生巾性能的提升为女性走向职场提供了助力，也给已经踏上社会的职业女性带来了安全感和积极乐观的心态。

1947 年（“二战”刚结束时）出台的《劳动基准法》所规定的“月经假”逐渐流于形式。1986 年施行《男女雇佣机会均等法》后，申请月经假的条件也变得苛刻了（条文中甚至没有出现“月经假”一词）。想必这一变化的背景原因正是女性卫生用品的进化。制定《劳动基准法》时，广大女性仍在使用丁字带、月经带与脱脂棉，因此难以在经期专注工作。许多公司甚至没有专用的女厕所。

多亏大型厂商相继进入女性卫生用品市场并争相研发新品，女性告别了因蹩脚的卫生用品处处受限的日子，反而要为选择哪一款伤脑筋了。许是预感到了行业的锦绣前景，安妮卫生巾和安妮株式会社的短暂历史也在这一时期画上了句号。

1985 年上市的“安妮 Caty 卫生巾”是最后一款冠以“安妮”之名的产品。1988 年，坂井泰子也离开了安妮。1993 年 1 月，安妮正式并入狮王。

安妮落幕之后

在三美电机转让安妮之后，嘲讽安妮和坂井泰子的杂志文章渐渐多了起来。

> “安妮”本身早在1980年就是狮王的子公司了，现在只负责生产工作。研发工作由狮王全权推进。“安妮”品牌仅保留了一款产品，专为“怀旧的消费者”（狮王公关部）服务。
>
> “现在想想，‘安妮’这个名字还挺土的。”（狮王公关部）
>
> 听说现在大家都不好意思说“安妮来了”，直接说“来月经了”才更酷。（中略）泰子本人也在1980年卸任了董事长，现在只保留了一个顾问的头衔。
>
> “毕竟是顾问嘛，推出新品前总要去请示一下的。她会就外包装等方面给出具体的意见。也许是因为个性张扬，她好像比较喜欢红色系。”（狮王公关部）
>
> 丈夫秀弥成了蓓福的副社长。要知道蓓福原本只是安妮的代理商。泰子做回了全职太太，给丈夫当贤内助。

> 如今55岁的她许是没有精力亲自做实验了，隔三差五就出国旅行。★106

这篇文章写于安妮并入狮王前不久，从头到尾都没有提及泰子和安妮的功绩。安妮的前员工带着落寞的神情说道："大概是因为公司都没了，骂起来不费劲吧。"

从"打造更舒适的女性卫生用品"这一至诚信念起步的公司刚开始走下坡路，就成了嘲笑和讥讽的对象。而泰子陷入窘境时，原先追捧"年轻漂亮的女社长"的舆论也没有伸出援手。那个年代的社会仍有对女性卫生用品的蔑视和对女社长的偏见。

泰子卸任后不在任何公开场合露面。本着一视同仁的原则，她连安妮前员工的红白喜事都不参加。她为什么如此坚决地切断了与外界的所有联系？是因为安妮走向消亡的过程让她心情复杂？还是因为她放下了，觉得安妮的一切都已成往昔？安妮的前员工表示泰子并不看重利润，也不执着于持有公司。卸任时的爽快与干脆也足以体现出这一点。

我着手研究女性卫生用品的历史时，森部一已不在人世。不过据说他生前一直很后悔当初接受了银行的建议，转让了安妮的股份。泰子对此事没有多做评论，但前员工称她“当时没想到森部会转让股份★[107]”。2017 年，三美电机成为美蓓亚三美株式会社的全资子公司。

公关课长渡纪彦靠着在安妮的一系列成果驰名广告圈。在安妮易主之前，他就被东急经纪公司挖去当了两年多的顾问。后来他自立门户，创办了管理咨询公司“渡研”。此外他还创立了“领英会”，为那些对市场营销和广告感兴趣的人创造了交流的平台。全程参与“领英会”活动的会员称，渡从未在会上提过安妮。

朗声宣言“在安妮一日就单身一日”的渡在其著作《安妮课长》的后记中写道，“我现在愈发孤独了”“无论是在工作中还是在私生活中，都倍感孤寂”。他在安妮被并入狮王之前因癌症去世。据说前同事们得知他病危的消息赶去探望时，见到了守在他身旁的妻子。看来渡有幸在有生之年走出了孤独。

安妮卫生巾问世已经是半个多世纪前的事情了。一次性卫生巾早已在日本社会生根发芽，成为了寻常的生活用品。

作者引用：

★1 《“东西”里的女性昭和史：历史中的女性卫生用品》，天野正子著，《春秋生活学》第 4 期，1989 年。

★2 《妇人之友》1960 年 4 月号。

★3 《妇人之友》1960 年 4 月号。

★4 社团法人日本卫生材料工业联合会编写。

★5 《妇人公论》1980 年 3 月号。

★6 第 1 章注（5）《女性的节律：月经，来自身体的讯息》。

★7 《妇人公论》1980 年 3 月号。

★8 社团法人日本卫生材料工业联合会编写。

★9 《安妮课长》，渡纪彦著，日本事务能率协会，1963 年。

★10 《主妇之友》1963 年 5 月号。

★11 《安妮的秘密：成功始于思考》，片柳忠男著，Orion 社，1964 年。

★12 《妇人公论》1961 年 11 月号。

★13 《安妮的秘密：成功始于思考》，片柳忠男著，Orion 社，1964 年。

★14 《妇人公论》1961 年 11 月号。

★15 《主妇之友》1963 年 5 月号。

★16 《安妮的秘密：成功始于思考》，片柳忠男著，Orion 社，1964 年。

★17 《安妮的秘密：成功始于思考》，片柳忠男著，Orion 社，1964 年。

★18 《安妮的秘密：成功始于思考》，片柳忠男著，Orion 社，1964 年。

★19 《安妮的秘密：成功始于思考》，片柳忠男著，Orion 社，1964 年。

★20 《安妮课长》，渡纪彦著，日本事务能率协会，1963 年。

★21 《安妮课长》，渡纪彦著，日本事务能率协会，1963 年。

★22 《安妮的秘密:成功始于思考》,片柳忠男著,Orion 社,1964 年。

★23 部分资料称他为“宣传课长”，但“公关课长”才是正确的。

★24 出自对安妮前员工的访谈。

★25 《安妮课长》，渡纪彦著，日本事务能率协会，1963 年。

★26 《安妮课长》，渡纪彦著，日本事务能率协会，1963 年。

★27 出自对安妮前员工的访谈。

★28 《安妮课长》，渡纪彦著，日本事务能率协会，1963 年。

★29 《妇人公论》1961 年 11 月号。

★30 《安妮的秘密:成功始于思考》,片柳忠男著,Orion 社,1964 年。

★31 《安妮课长》，渡纪彦著，日本事务能率协会，1963 年。

★32 《安妮日记》(增补修订版)，安妮·弗兰克著，深町真理子译，文春文库，2003 年。

★33 《安妮课长》，渡纪彦著，日本事务能率协会，1963 年。

★34 《妇人卫生杂志》第 319 期，1916 年。

★35 《妇人卫生杂志》第 323 期，1916 年。

★36 《妇人卫生杂志》第 202 期，1906 年。

★37 《妇人卫生杂志》第 323 期，1916 年。

★38 《女孩性教育》，高桥寿惠著，明治图书，1925 年。

★39 《人生的馈赠》,《朝日新闻》2011 年 12 月 26 日。

★40 《安妮课长》，渡纪彦著，日本事务能率协会，1963 年。

★41 《安妮课长》，渡纪彦著，日本事务能率协会，1963 年。

★42 《安妮课长》，渡纪彦著，日本事务能率协会，1963 年。

★43 《妇人公论》1961 年 11 月号。

★44 《妇人公论》1961 年 11 月号。

★45 《安妮课长》，渡纪彦著，日本事务能率协会，1963 年。

★46 《主妇之友》1963 年 5 月号。

★47 《安妮课长》，渡纪彦著，日本事务能率协会，1963 年。

★48 《安妮课长》，渡纪彦著，日本事务能率协会，1963 年。

★49 《安妮课长》，渡纪彦著，日本事务能率协会，1963 年。

★50 《安妮课长》，渡纪彦著，日本事务能率协会，1963 年。

★51 《主妇之友》1965 年 7 月号。

★52 《安妮课长》，渡纪彦著，日本事务能率协会，1963 年。

★53 《安妮课长》，渡纪彦著，日本事务能率协会，1963 年。

★54 《安妮的秘密：成功始于思考》，片柳忠男著，Orion 社，1964 年。

★55 《安妮的秘密：成功始于思考》，片柳忠男著，Orion 社，1964 年。

★56 部分文献称安妮在多家全国性报纸的头版刊登了广告，但渡只与一家全国性报纸签署了广告合约。

★57 《安妮课长》，渡纪彦著，日本事务能率协会，1963 年。

★58 《安妮课长》，渡纪彦著，日本事务能率协会，1963 年。

★59 《安妮的秘密：成功始于思考》，片柳忠男著，Orion 社，1964 年。

★60 出自对安妮前员工的访谈。

★61 《安妮的秘密：成功始于思考》，片柳忠男著，Orion 社，1964 年。

★62 《安妮的秘密：成功始于思考》，片柳忠男著，Orion社，1964年。

★63 出自对安妮前员工的访谈。

★64 《安妮的秘密：成功始于思考》，片柳忠男著，Orion社，1964年。

★65 出自对安妮前员工的访谈。

★66 《安妮课长》，渡纪彦著，日本事务能率协会，1963年。

★67 《安妮课长》，渡纪彦著，日本事务能率协会，1963年。

★68 出自对安妮前员工的访谈。

★69 《每日新闻》1963年3月10日。

★70 《星期日 每日新闻》1993年1月3日、10日号。

★71 出自对安妮前员工的访谈。

★72 《安妮课长》，渡纪彦著，日本事务能率协会，1963年。

★73 《妇人公论》1973年8月号。

★74 《妇人公论》1974年11月号。

★75 社团法人日本卫生材料工业联合会编写。

★76 社团法人日本卫生材料工业联合会编写。《周刊星期五》1999年12月17日号。

★77 出自尤妮佳的调查数据。

★78 《周刊星期五》1999年12月17日号。

★79 《安妮的秘密：成功始于思考》，片柳忠男著，Orion社，1964年。

★80 《妇人公论》1964年1月号。安妮前员工提供的资料。

★81 《周刊读卖》1995年9月10日号。

★82 《文艺春秋》1990年2月号。

★83 《文艺春秋》1990年2月号。

★84 出自对安妮前员工的访谈。三木鸡郎企划研究所提供的资料。

★85 出自对安妮前员工的访谈。

★86 《周刊新潮》1999年9月20日号。

★87 《日录20世纪1961年》1997年5月6日号。

★88 出自对安妮前员工的访谈。

★89 出自对安妮前员工的访谈。

★90 《朝日新闻》《日本经济新闻》《每日新闻》《读卖新闻》，1994年10月30日。

★91 《我的简历》，高原庆一郎著，《日本经济新闻》2010年3月3日。关于高原庆一郎的信息大多出自该连载。

★92 《周刊读卖》1995年9月10日号。

★93 《我的简历》，高原庆一郎著，《日本经济新闻》2010年3月12日。

★94 《我的简历》，高原庆一郎著，《日本经济新闻》2010年3月13日。

★95 《我的简历》，高原庆一郎著，《日本经济新闻》2010年3月14日。

★96 《日本公司史总览（上册）》，东洋经济新报社，1995年。

★97 《我的简历》，高原庆一郎著，《日本经济新闻》2010年3月22日。

★98 《我的简历》，高原庆一郎著，《日本经济新闻》2010年3月

22日。

★99 《我的简历》，高原庆一郎著，《日本经济新闻》2010年3月24日。

★100 《朝日新闻》《日本经济新闻》《每日新闻》《读卖新闻》，1971年3月11日。

★101 《读卖新闻》1971年3月11日。

★102 社团法人日本卫生材料工业联合会编写。

★103 社团法人日本卫生材料工业联合会编写，花王株式会社企业公关部门宣传部。

★104 公益社团法人日本化学会官网。

★105 《主妇之友》1979年4月。

★106 《周刊文春》1989年5月4、11日号。

★107 出自对安妮前员工的访谈。

CHAPTER

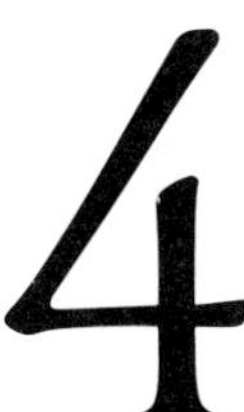

第四章

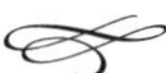

今日的女性卫生用品：围绕卫生巾的“意识形态”

日本的一次性卫生巾在安妮走下历史舞台之后持续进化，却也遭遇了“一次性”所特有的资源问题和垃圾问题。作为解决这些问题的一种方案，“布卫生巾”受到了社会的关注。甚至有研究表明，布卫生巾有助于改善月经观和痛经。

本章将介绍各大厂商的研发动向，探讨围绕女性卫生产品的“意识形态”，剖析有月经的女性该如何与卫生用品打交道。

一次性卫生巾的附加值

由于“婴儿潮一代”[1]和“婴儿潮二代”[2]相继绝经，外加出生率下降，日本国内的女性卫生用品市场日渐萎缩。因此各大厂商都在大力开发高附加值的一次性卫生巾，以提升国内市场的收益。

1 婴儿潮一代，日语写作“団塊の世代”，指出生于1947年至1949年的人。

2 婴儿潮二代，日语写作“団塊ジュニア世代”，指出生于1971年至1974年的人，婴儿潮一代的子女。

厂商自不用论，大学等研究机构、女性杂志等媒体也时常开展关于“一次性卫生巾使用体验”的调查。结果显示，拜厂商的研发竞争所赐，消费者最常有的不满已从卫生巾刚问世时的“渗漏”和“太厚”，变成了“皮炎”和“瘙痒”。★1

这意味着消费者喜闻乐见的附加值是不会引起皮炎或瘙痒的面层材料和“环保性”（详见后文）。经血渗漏虽无法百分百避免，但消费者往往可以通过“在琳琅满目的产品中找到适合自己的尺寸和厚度”来解决这个问题。然而，皮肤敏感的女性无论选用哪款产品，都很容易出现皮炎和瘙痒。

可能是因为厂商为防止经血渗漏加大了卫生巾的尺寸，想方设法使卫生巾与身体无缝贴合，或者采用了优先其他功能（比如轻薄）的新材料，于是影响了透气性，以至于比早期的卫生巾更容易闷出皮肤问题。

最经典的一次性卫生巾面层材料当属无纺布（“绵柔面”）和塑料打孔膜（“网面”），但两者各有缺点。

> 绵柔面触感绵柔，呵护肌肤，但细小纤维交织的结构会导致经血残留或回渗至表面，影响透气性，产

生黏腻感。网面以吸收经血后的清爽感著称，但这种材料本质上是打了小孔的塑料薄膜，没有孔洞的部分自然是不透气的，因此经血也会残留其上，引起皮炎。其触感也不及无纺布。★2

因此各大厂商一直潜心研发，设法解决这两种面层材料的缺点。

研发大战打响

拜大规模的广告宣传所赐，许多男性听到“网面”二字时也会立刻联想到宝洁的“护舒宝”。宝洁在面层材料几乎只有无纺布这一个选项的 1986 年推出了“干爽网面”。这种材料的外观很是新颖，吸收力也十分强大，但透气性不及无纺布，在皮肤敏感群体中的评价并不高。

2003 年，宝洁采用了“速干云柔表层”[1]。这款面层材

1　速干云柔表层，宝洁中国官网没有产品介绍页面，该表述出自天猫旗舰店的产品详情页。“护舒宝”在日本市场已转为专注漏尿垫的品牌。

料与“干爽网面”完全不同，表面凹凸不平，且在凸起处增加了更微小的凹凸，有效减少了与皮肤的接触面积。此外，2007 年推出的“护舒宝云感系列”采用了“6 倍吸收凝胶体系”，可缓解导致皮炎和瘙痒的闷热感。

该系列刚上市时，某行业报刊引用了宝洁的寄语——“至今仍有许多消费者误认为护舒宝的产品是清一色的干爽网面，我们想告诉大家并不是这样。”[★3] 然而，改写“护舒宝 = 干爽网面”的印象似乎并非易事。

2012 年，宝洁推出了新品“护舒宝 Cosmo 吸收”，其中使用了一款“源自液体的新材料‘Lacto Flex’[1]”。新品广受好评，但宝洁还是在 2018 年退出了日本女性卫生用品市场，“护舒宝”也从商店的货架上消失了。

尤妮佳也在“护舒宝云感系列”上市的同一年推出了“苏菲温柔肌”[2] 系列。“温柔肌”采用了新研制的“FCL（流体控制层）面层”。该面层以无纺布制成，表面有多条直线型凹槽，小孔沿槽而开，如此一来可以迅速吸收黏稠的经血，即使经血回渗，也会停留在凹槽中。此外，凹

1 Lacto Flex，中国版液体卫生巾的页面写的是“Flex Foam”。

2 苏菲温柔肌，中国没有正式引进这个系列，天猫旗舰店只有日本进口版。

槽带来的凹凸还能将无纺布与皮肤的接触面积减半。尤妮佳实验室的数据显示，传统无纺布卫生巾的经血回渗率为16.3%，而“FCL 面层”仅为 0.2%。

“温柔肌”选择的广告代言人是备受二三十岁职业女性喜爱的女演员濑户朝香。1976 年出演“迷你 Charmnap”的广告，用一句“你还喜欢厚厚的呀？”宣传轻薄型卫生巾的研直子也出席了广告发布会。

濑户在会上感慨道：“我都不敢相信，那个年代有您这样的人代言卫生巾。您这样的女演员……”不等她说完，研便连珠炮似的说道：“什么叫‘我这样的人’？我可不是演员哦[1]。你是不是觉得自己靠脸拿下了代言就比我强啦？”会场哄堂大笑。[★4]

确实如濑户所说，请明星代言女性卫生用品在“那个年代”简直是不可想象的。据说研直子的经纪公司起初也是面露难色，尤妮佳再三恳求才得以实现。[★5] 如今的代言人却是既有综艺明星，又有大牌演员（无论男女），这一现状也足以体现出月经观的变化。

如前所述，花王的“乐而雅”在 1978 年率先采用了高

1　研直子最初以歌手身份出道。

吸水性聚合物。自那时起，乐而雅一直以无纺布作为面层材料，也从未停止过改进的脚步，只为同时实现“卓越的吸收力”和“舒适的肤感”。

例如，2004年推出的“乐而雅F透气棉柔”系列（2013年更名为“乐而雅宠爱肌”）采用高透气性无纺布制成的空气感柔点表层“泡泡棉”[1]。日本皮肤病学会中部支部学术大会的报告称，这种材料可降低内裤内部的湿度，抑制皮肤膨润（因吸收水分而膨胀）。★6

2010年，乐而雅采用了“加速度瞬吸表层”，借助保持无纺布纤维间空隙的结构，将经血通过的速度提升至以往产品（花王改良前产品）的2倍。材料本身的厚度不过1毫米★7——也许“薄度”才是更贴切的用词。

以前女生上体育课时要穿灯笼裤，卫生巾的厚度便成了一大困扰。而随着时间的推移，卫生巾越做越轻薄，旁人已经很难看出一个人有没有在用卫生巾了，灯笼裤本身也已成为过去。

1　泡泡棉，有形似泡泡的凹凸结构。

女性卫生用品的进化和女性运动员的抢眼表现

许多人并没有意识到，“不必担心经血渗漏”与“不必介意旁人对卫生巾厚度的目光”大大激发了女性的潜能。纸透雅子在1996年发表的论文《女性运动员的活跃与女性卫生用品的研发》★8中写道：

> 从20世纪70年代到90年代，女子竞技体育实现了突飞猛进的发展。最能体现出这一点的就是女性运动员参加的比赛项目的增加。有女性运动员参加的夏季奥林匹克运动会的正式比赛项目在1968年不过9个，1976年增至13个，1984年稳步增加至17个，1992年达到了22个。日本国内无疑也出现了同样的趋势，目前仅有极少数项目只允许男子注册为运动员。换言之，日本女性的身影已经出现在了柔道、足球、摔跤和举重等运动的赛场上。要知道在不久之前，女性参加这类运动还是不可想象的。日本的女子竞技体育实现飞跃的重要背景因素正是优质卫生用品的问世，因为它们确保了女性能在经期安心参加比赛。

女子竞技体育突飞猛进的时期与卫生巾在日本高速发展的时期完全吻合。“全身心投入比赛”离不开“无须担心经血渗漏和身体轮廓的女性卫生用品”。纸透还在论文中强调了卫生棉条的益处，但如今用短效避孕药调整月经的运动员也不在少数。

2020年东京奥运会的参赛运动员几乎有一半是女性，33个比赛项目均有女性运动员参加。为处置经血头疼的运动员怕是早已绝迹了。

丰富多彩的产品线

1961年安妮卫生巾刚上市时采用了“厚+薄”的混搭配置。由于两种规格的卫生巾都不是很大，量大的女性不得不竖着垫两片。

后来，各大厂商推出了各种尺寸和功能的卫生巾，如今市面上的产品可谓是丰富多彩，直教人挑花了眼。

好比上文提到的花王“乐而雅”旗下的“零触感”系列共有12种型号，包括“量少日用”“量多日用~量一般日用”“量多夜用”（有护翼版/无护翼版）及“甜美玫瑰香型”等添加香味的款式。“宠爱肌”系列下分“超丝薄”和“纤巧”两类，各有 6 种型号（按尺寸和有无护翼区分），共计 12 种。“超瞬吸”系列共有 4 种。夜用的“晚安裤”系列则有 5 种。此外还有加强版的“超吸收”款。全线产品共计 34 种（截至 2019 年 2 月）。★9

针对女性的个性化需求推出不同的尺寸，提供有 / 无护翼型、有 / 无香型等选项，都算是一次性卫生巾的附加值。

顾名思义，“晚安裤”系列采用全包裹内裤式剪裁，神似一次性纸尿裤。吸收体长达 48 厘米。有了这样的产品，量大的女性也能在酒店、旅馆或亲戚朋友家安然入睡，而不至于对着雪白的床单发怵。

不过“晚安裤”只是长得像纸尿裤罢了，因为经血有一定的黏性，其面层材料与纸尿裤有所不同。除了用于吸收经血的卫生巾，各大厂商还纷纷推出了针对漏尿问题的护垫。前者的面层材料擅长应对黏稠的经血，后者则使用了注重吸水量的吸收材料。

布卫生巾日渐走俏

在日本问世已有半个世纪的一次性卫生巾仍未停止进化的脚步。日本的卫生棉条使用率之所以低，不需要经期安全裤的女性之所以多，皆是一次性卫生巾的卓越性能所致。然而，起因于“一次性”的资源问题和垃圾问题尚未得到解决。

根据日本厚生劳动省的统计，“经血处理用品”的产量为 2015 年 75.4 亿片，2016 年 76.4 亿片，2017 年 74.9 亿片。★10 平均下来，每位女性从初潮到绝经要用掉 1 万多片卫生巾。★11

从 20 世纪 90 年代起，“布卫生巾”渐渐受到了社会的关注，因为它可以缓解一次性卫生巾对环境造成的负面影响，避免面层材料引发的皮炎和瘙痒。起初还只有部分崇尚使用“呵护环境和身体的卫生巾”的女性自行宣传。久而久之，布卫生巾的存在就通过书籍和互联网传播开来，如今人们已经可以毫不费力地在网店和日用百货店买到了。原材料虽然是布，但形状更接近一次性卫生巾，不同于战前使用的丁字带。

邮购巨头芬理希梦也在 2005 年上线了布卫生巾，短短

3年便售出50万片，非常畅销。随着布卫生巾的普及，有越来越多的店家推出了布卫生巾洗涤套装，内容包括用于浸泡的容器、洗衣板和专用洗涤剂。

针对布卫生巾“功效”的研究

护理专家、芳疗专家和布卫生巾厂商纷纷发布研究报告，称使用布卫生巾不仅能避免皮炎和瘙痒，还有助于缩短经期、改变经血形状和改善痛经。

我没能找到对“使用布卫生巾”和“经期缩短、经血变化”之间的因果关系做出明确解释的资料，不过甲斐村美智子和久佐贺真理的论文《使用布卫生巾对女生不定愁诉[1]的影响》★12对“布卫生巾如何改善痛经”做了一定的说明。

本研究着眼于将使用过的月经处理用品视作垃圾

1　不定愁诉，指原因不明的各种身体不适。

扔进“污物桶”[1]的习惯，认为使用一次性卫生巾的常规月经处理方法会令年轻女性产生“月经不洁”的意识，从而形成负面的月经观，导致不定愁诉，因此提出“改用可重复使用的布卫生巾处理月经能改善月经观、性接受度和自尊，缓解不定愁诉”这一假设，开展干预研究。

甲斐村与久佐贺的研究对象是32名就读于护理和社会福利类院校的女生，年龄在19岁到22岁之间。这些女生都会在“经期前后出现各种不适症状”，一次性卫生巾的使用率为90%（好奇那10%用的是什么），有过“闷湿感和皮炎”的高达80%。

使用布卫生巾约7个月的结果是，32名女学生中的31人（1人中途停用）“在2个月后扭转月经观，4个月后改善痛经，6个月后改善不定愁诉、自尊和性接受度”。

作者认为月经观有4个维度，分别是“自然”（对女性性的确认、察觉机体变化的机会与自然）、“否定影响”（否定月经对日常生活的影响）、“麻烦”（忍耐、

1 污物桶，日语写作“汚物入れ”，直译为“装污物的容器”。

费事）和“衰弱”（疾病、肮脏和虚弱）。女生使用布卫生巾后，“麻烦”“自然”和“衰弱”纬度均呈现出了明显的改善。

作者对上述结果进行了如下分析：

> 80%的女生切身体会到了布的柔和触感，部分女生认为异味和皮肤问题有所改善,视月经为“麻烦”的观念因此有所缓解。此外,由于卫生巾是需要清洗的，女生会在清洗的过程中观察经血。随着观察次数的增加,“月经是‘自然’的意识”有所增强，而“痛经的缓解也让女生产生了月经不会使人‘衰弱’的意识”。

作者基于“月经观的积极变化有助于缓解痛经”的既往研究，★[13]认为布卫生经对痛经的缓解是“月经观的积极变化带来的影响”，并称“布的保温性可防止下体受凉，这可能也产生了一定的影响”。作者还认为，痛经的改善也在一定程度上促进了不定愁诉的改善。

女生的“记录与发言”也都是偏积极肯定的，比如“经血的颜色和用一次性卫生巾的时候不一样”“量变少了”“血块少了”“原来不规律，现在按时来了”“不嫌经血脏了”“以前觉得（月经）难为情，现在却能以积极的心态接受了”“受经血的启发注意起了饮食，开始规律饮食早睡早起了”“累得什么都不想干的情况少了，觉得自己不行了、什么都做不了的日子也少了”……

照理说应该出现的负面评论（比如清洗的工序加重了视月经为“麻烦”的观念、布的厚度限制了日常穿搭）竟一概没有。作者没有解释经血的颜色、量和月经的规律性为什么发生变化，莫非这也是“月经观的积极变化”的结果？

“记录与发言”的“提升女性意识”一项中有这样一条感言——“不是女人就用不了布卫生巾”。言外之意，“庆幸自己是女性”的感觉属于“提升女性意识”的范畴。

> 使用布卫生巾能使人深入认识自己的身体，催生掌控感，而切换至更合理的生活方式、关注以前从未关注过的环境问题等都有助于强化自我肯定。自我肯定正是自尊的基础。（中略）使用布卫生巾所带来的种种意识和观念的拓宽持续满足了研究对象的生理、心理和社会需求，并促进了自尊心的增强。由于性接受度的提高是与自尊心的增强同时发生的，在使用布卫

生巾的情况下，性接受度和自尊心可能会相互影响。

作者称，持续使用布卫生巾不仅能改善痛经和不定愁诉，还能强化“自我肯定”“有助于提高自尊和性接受度”。

有一名调查对象中途停用了布卫生巾，但论文并未提及原因。“女生们在调查结束后有没有继续使用布卫生巾”也令人好奇。

参与这项调查的女生会在毕业后从事护理或社会福利方面的工作，而此类工作的强度是非常高的，届时她们还会选择需要清洗的布卫生巾，而不是吸收力强劲的一次性卫生巾吗？还是应该假定“正因为工作强度大，她们才必然会选择可以缓解痛经和不定愁诉的布卫生巾”？

总而言之，此类研究报告的结论大多是“使用布卫生巾对身心有正面影响”。

宫崎公立大学将“使用布卫生巾”作为“改善与月经有关的各种症状的选项之一”，建议学生尝试，并对使用布卫生巾超过 6 个月的 35 名学生开展了调查，发现“80% 以上的学生在 6 个月内感受到了痛经缓解、经血量减少、经期缩短、月经趋于规律、皮肤问题和异味问题不再出现等功效”，并称“月经观也在使用后产生了积极的变化，不定愁诉也有所改善”★[14]。整体结果与甲斐村、久佐贺的调查研究相似。

万万没想到，仅仅将一次性卫生巾换成布卫生巾就能改善月经观，从而缓解痛经。如果布卫生巾还能强化自我肯定和自尊，那就意味着布卫生巾超越了“日用品”的范畴。

其实我也请150多名女性试用了布卫生巾，并对她们开展了长达5年的跟踪调查，但试用者并没有给出“月经观有所改变”“痛经有所缓解”之类的反馈，反而是清一色的差评，诸如“行动不便”“容易渗漏”和“清洗麻烦”。甚至有人出现了瘙痒症状，细问才知是布卫生巾的吸收力太差，闷出了皮肤问题。

我本人并没有指望布卫生巾能有多大的功效，不知道这种态度是不是也反映在了试用者的反馈中。如果在开始试用前讲解一下布卫生巾可能产生的功效，也许会收获不同的感想。然而，这样的功效显然是心理暗示造成的。后来，一位相熟的妇产科医生告诉我“布卫生巾可能会引发阴道炎”，于是我便停止了这项调查（一次性卫生巾也有可能引发阴道炎）。

子宫内膜异位症患者增加的原因

甲斐村与久佐贺的论文将“布的保温性可防止下体受凉”列为布卫生巾缓解痛经的原因之一。也有人认为一次性卫生巾使用的吸收材料（高吸水性聚合物）也是退热贴（如“小林冰宝贴”“狮王退烧贴”）的核心原料，因此会让身体受凉，导致痛经。

卫生巾厂商就此事给出的回复是，虽然退热贴和卫生巾都使用了高吸水性聚合物，但“退热贴出厂时就含有水分与薄荷醇，通过气化达到降温的目的。卫生巾则是用无纺布片或棉浆裹住高吸水性聚合物，将经血吸收至吸收体内部，因此并没有降温作用”★15。

若以甲斐村、久佐贺的观点和厂商的回复为前提，准确的解释就是“布卫生巾不会让身体受凉，只是布卫生巾有一定的保温性★16，因此有可能缓解痛经”。

正如这个例子所示，阐述布卫生巾的功效时存在两种立场，一种是“侧重布卫生巾的优点”，另一种则在“侧重于一次性卫生巾的缺点”。

例如下面这篇题为“备受关注的有机棉卫生巾”★17的杂志文章就在鼓吹一次性卫生巾“有害健康”，称改用有机棉布卫生巾可降低子宫疾病发病率并缓解痛经。

> 如今消费者能在日本买到的卫生巾大多由石油提炼的合成聚合物制成。
>
> 据说含有此类石油聚合物的卫生巾的销量与子宫内膜异位症等子宫疾病的发病率成正比。(中略)黏膜守护着身体内外的分界线，生殖器也是如此，其结构注定了病毒和挥发性物质很容易进入。使用卫生巾导致的闷热潮湿可能促使用于吸收经血的聚合物成分挥发，与汗水一起进入阴道，造成经血凝结成猪肝样血块，在某些情况下还有可能导致子宫肌瘤。

作者使用了“据说”“可能”这样的措辞，没有把话说死。问题是，使用了高吸水性聚合物的一次性卫生巾的普及和“子宫内膜异位症等子宫疾病”的增加之间是否真的存在因果关系？

这篇文章并没有提及有机棉布卫生巾“缓解痛经”的具体原因，不过厚生劳动省的研究小组曾对1万名女性开展过问卷调查，★18 发现因痛经就诊且被诊断出疾病的女性中，子宫内膜异位症约占27%，子宫肌瘤约占17%，卵巢囊肿约占 11%。

换句话说，超过 1/4 的痛经女性本就是子宫内膜异位症患者，如果使用有机棉布卫生巾可以预防子宫内膜异位症的发生，说“使用有机棉布卫生巾可以缓解痛经”倒也未尝不可。

子宫内膜异位症的患者确实有所增加。

2012 年 4 月，东京大学医学部附属医院副教授甲贺香医生在“日本子宫内膜异位症启发会议”的成立纪念研讨会上发表了演讲，称“在东京大学分院接受妇产科手术的患者中，明确患有子宫内膜异位症的比例在过去 40 年中增长了约 30 倍”，而她给出的唯一理由是“女性生活方式的变化导致的月经次数增加”[★19]。

本书第一章的“月经次数与女性卫生用品的进化”部分也提到，现代女性的月经次数远多于多生多育 + 纯母乳喂养时代的女性。“子宫内膜异位症由反复的月经引起，因此现代女性罹患子宫内膜异位症的风险有所增加。[★20]”也就是说，医学界并不认为一次性卫生巾中的高吸水性聚合物是子宫内膜异位症的病因。

不过那篇关于有机棉布卫生巾的文章里有这么一句：“我们手头并没有足以证明一次性卫生巾会直接导致子宫

疾病的证据，但确实有许多改用有机棉布卫生巾的女性感觉到了经期不适的减少，也不觉得月经烦人了，这是不容忽视的事实。”即便没有医学依据，即便那只是基于心理暗示的“安慰剂效应”，只要使用者本人感觉到了症状的减轻，将其定性为“布卫生巾的益处”倒也并无不可。

但布卫生巾的经销商宣传产品“可缓解痛经、预防子宫疾病”，有可能触犯《医药品医疗器械等法》第66条，即“不得广告、记述或传播明示或暗示产品功效、作用或性能的夸大的虚假信息”。

一次性卫生巾“有害论”

关于有机棉布卫生巾的文章称“使用卫生巾导致的闷热潮湿可能促使用于吸收经血的聚合物成分挥发，与汗水一起进入阴道，造成经血凝结成猪肝样血块，在某些情况下还有可能导致子宫肌瘤”。使用高吸水性聚合物的不止卫生巾，还有纸尿裤。这种材料真的对人体有害吗?

社团法人日本卫生材料工业联合会（以下简称“日卫联”）的网站称，“高分子吸收材料（高吸水性聚合物）”

通过了吸水性树脂工业协会的以下4项测试，安全无害。

急性毒性测试（针对意外吞食时的急性毒性的安全性评估）

皮肤刺激性测试（针对直接接触皮肤时的刺激性的安全性评估）

接触致敏测试（针对直接接触皮肤时是否致敏的安全性评估）

阴道黏膜刺激性测试（针对直接接触私处黏膜时的阴道黏膜刺激性的安全性评估）

简而言之，哪怕误食了高吸水性聚合物都不会中毒。不过网站上补充了一句，大量含入口中时，高吸水性聚合物可能会因吸水而膨胀，导致咽喉堵塞，需多加注意。

谨慎起见，我也向厂商咨询了“聚合物有无挥发的可能”，得到的答复是“高吸水性聚合物并非液体，没有沸点，不会挥发，高温加热时则会分解和碳化，因此不会进入人体，也不会使经血凝结。卫生巾属《药事法》监管的准医药品，所用材料和产品规格均有严格规定，消费者可安心使用”[★21]。

除了高吸水性聚合物，二噁英[1]也是主张“一次性卫生巾有害健康”的人高度关注的要素。那篇关于有机棉布卫生巾的文章也在阐述“石油聚合物”（高吸水性聚合物）的危害之后提到了二噁英的问题。

> 棉和人造丝（卫生巾和卫生棉条的主要原料）因氯漂白剂检测出了二噁英，引起轩然大波，以至于厂商不得不采取应对措施，改用氧漂白剂。

说起轩然大波，我便想起了《周刊星期五》。翻开收藏的往期杂志，名为“女性卫生用品（卫生巾和卫生棉条）与女性的身体”的系列专题映入眼帘，而其中就有一篇题为“日本的女性卫生用品安全吗？”的文章，小标题是“卫生巾检测出微量二噁英！”[★22]。

文章称，编辑部委托大学药学部研究室检测当时市场上销售的两款一次性卫生巾，结果发现产品中的二噁英总浓度分别为 0.33 皮克[2]和 0.62 皮克。文中还引用了研究

1　二噁英，无色无味、毒性严重的脂溶性化合物。

2　皮克，质量单位，1 皮克约为 10 ~ 12 克。

室教授的评论——“浓度相对较低，还不到 1 皮克，不必担心”。

早在 1998 年之前，用于生产卫生巾和纸尿裤的纸浆就已经从氯漂白改成了二氧化氯漂白。至于焚烧使用过的卫生巾时产生的二噁英，日卫联的官网称：

> 卫生巾由接触皮肤的面层材料、可吸收经血的棉浆和高分子吸收材料组成的吸收体、防漏材料和固定材料组成。上述材料基本不含可能产生二噁英的成分。使用过的卫生巾附有经血，从卫生的角度看，焚烧是最妥当的处理方法。卫生巾与纸尿裤的原材料大体相同，因此在平成十年（1998 年）4 月，日卫联用使用过的成人一次性纸尿裤进行了焚烧实验，以检测焚烧卫生用品时的二噁英产生量。结果显示，焚烧废气或焚烧残留物中的二噁英含量远低于厚生劳动省规定的最严格的废弃物焚烧炉二噁英标准 0.1ng−TEQ/ N。因此，日卫联认为焚烧使用过的卫生巾同样不会对环境造成影响。

看来我们在使用卫生巾时无须为高吸水性聚合物和二

二噁英担心。

厂商采取的环保措施

虽然焚烧一次性卫生巾不至于产生二噁英，但“焚烧”终究意味着对纸浆原料（森林资源）的持续消耗。日卫联官网对用作原料的纸浆及其回收利用情况做出了如下解释：

> 用于生产一次性纸尿裤的纸浆源自规划管理之下的人工针叶树林，疏伐材和修剪材也得到了有效利用，与部分媒体报道的热带雨林过度砍伐问题毫无关系。（中略）日卫联认为，通过焚烧将一次性纸尿裤转化为热能和电能也是行之有效的回收利用。

举一个厂商植树造林的例子吧。旗下有卫生巾品牌“爱璐茜”的大王制纸株式会社在智利拿下了59,000公顷的土地（与东京23区的总面积相当），一半用于人工造林，另一半保留天然林，不进行人为干预，以保障生物多样性。

大王制纸在澳大利亚也有大片土地，用于开展造林业务，每年按计划植树、育苗、砍伐。据说在有天然林和可能栖息着濒危物种的地区，公司还会进行定期监测。★[23]

尤妮佳也在2015年启动了回收利用废旧纸尿裤的项目。以前仅提取塑浆（塑料）和低等纸浆，前者用于生产固体燃料等产品。而在新的回收利用体系之下，废旧纸尿裤要先进行清洗与分离，提取出来的纸浆再以专研的臭氧处理技术杀灭排泄物中的细菌，便成了品质媲美原生纸浆的优质纸浆。

对月经赋予过多的意义

批判厂商的观点和举措的声音不绝于耳。例如，《女性卫生用品的接受及其意义》★[24]一文的作者横濑利枝子指出，“通过砍伐人造林（用于生产纸浆的针叶树林）重建原生林需要数以百计的年月，而将天然林转为人造林将导致生态系统的土崩瓦解”。从资源问题、垃圾问题等角度出发，她更推荐布卫生巾。从资源、废物和其他问题的角度来看，建议使用布卫生巾。

> 用过的卫生巾从“污物”变为“待洗衣物”能让女性更积极地看待月经本身，重拾月经固有的身体观、自然观和生命观，进一步解放自我。

有报告称，若将清洗布卫生巾造成的水质污染考虑在内，则布卫生巾和一次性卫生巾对环境的负面影响几乎相同。★25 如果使用布卫生巾的动机是环保，那就很有必要提醒使用者采用合适的洗涤方法。话说横濑在文中提到，使用布卫生巾能让女性“更积极地看待月经”。

那篇有机棉布卫生巾的文章里也有这样一句话——“月经是女性专属的月度小插曲，想要更积极、更舒适地度过也是人之常情。”言外之意，使用有机棉布卫生巾可以让女性“更积极”地看待月经。

前文提到的甲斐村与久佐贺的论文称月经观的积极改变有助于改善痛经和不定愁诉。如果确有其事，以“积极”的心态度过经期就显得颇为关键了。

但正如本书反复强调的那样，女性得以“更积极、更舒适地”度过经期，在很大程度上归功于一次性卫生巾的问世。不少女性会在重要场合使用吸收力强、不容易漏的一次性卫生巾，平时则用布卫生巾。“正因为一次性卫生巾的存在，女性才有了使用布卫生巾的余力”也是不争的事实。

横濑也在同一篇论文中指出，一次性卫生巾的问世“推动了充满压抑、不适、焦虑和紧张的经期身体感觉转向可以度过与平时相差无几的生活的身体感觉”，而一次性卫生巾的普及也确实“促使了女性对‘月经’产生积极的认知，淡化了月经不洁观念，从而解放了女性”。在她看来，“女性卫生用品的变化是改写女性意识的因素之一”。

在肯定一次性卫生巾的积极影响的同时，横濑认为一次性卫生巾的现状存在诸多问题——“这也导致了厂商之间的激烈竞争，催生出了许多新问题，诸如对女性身体的影响（包括皮肤问题等★26）和对环境的影响（包括确保原材料资源、处理垃圾）”。她还指出，“针对卫生巾皮炎的现状，社会趋势更倾向于对症治疗（如推出女性专用的止痒产品），而非改进产品”。

一次性卫生巾确实有可能引起皮炎和瘙痒，但如前所述，厂商也已认识到预防这些问题就是卫生巾的附加值，正在加紧改良。从这个角度看，说“厂商之间的激烈竞争”造就了不易引发“皮肤问题”的卫生巾也并无不可。

横濑还从“皮肤问题”这一点出发，认为一次性卫生巾不够“安全”，并做了如下总结：

> 如果女性自身在厂商的商业主义的作用下只求方便而不求安全，轻视卫生用品对身体的影响，原本能通过自身的月经获取的不可替代的感觉（自己在与身体、自然乃至生命进行交流）就会从女性的意识中淡去，经血原有的意义也会被逐渐遗忘。女性只有重新认识原本能通过自身的月经感知的月经固有的身体观、自然观和生命观，才能真正走向社会，实现自我。

女性在“布卫生巾”这一选项广为人知的当下仍然选择一次性卫生巾，其实是因为把“方便”放在了第一位，而非商业主义所致。

此外，文中没有对“月经固有的身体观、自然观和生命观”做出解释，因此我们并不清楚这几个词具体指代什么，可这些东西真是女性“能通过自身的月经感知”的吗？女性的经历在任何一个时代都不能一概而论，认定“过去的女性就是如此看待月经的”也不过是幻想罢了。

论文也没有阐明“经血原有的意义”指的是什么。总之横濑认为，忽视“月经固有的身体观、自然观和生命观”和“经血原有的意义”，就会“催生出工具属性的身体观，对‘爱、性与生殖的割裂’这个新问题产生不小的影响”。

“爱、性与生殖”之间是否存在联系？这种“割裂”是不是一个“新问题”？撇开这两个疑问不谈，将使用的卫生巾与“身体观、自然观和生命观”联系在一起的立场并非这篇论文独有。

对“塑料卫生巾”的批判

在前文提到的针对布卫生巾的调查研究中，宫崎公立大学将一次性卫生巾称为“化学卫生巾”。而《基于布卫生巾的月经观转变：寻求通往“存在的月经”的选项》[★27]的作者小野千佐子则将一次性卫生巾称为“塑料卫生巾”。这两个称呼都会给人留下“危害人体健康”的印象。

针对“塑料卫生巾”这一称呼，小野表示“由高分子吸收体、无纺布和防漏材料制成的一次性纸尿裤在英语中被称为‘plastic pants’（塑料裤）或‘plastic diapers’（塑料尿布），以区别于布尿布。日本称为‘纸尿裤’，但从严格意义上讲，这一称呼与原材料并不相符。因此本论文将一次性卫生巾统称为‘塑料卫生巾’，以区别于形状相同的布卫生巾”。

据我所知，一次性纸尿裤在英语里就是“disposable diaper（disposable nappy）”，“plastic pants”指的是尿布套或其他全然不同于纸尿裤的东西（顺便一提，一次性卫生巾在英语里是“sanitary napkin”或“sanitary pad”）。但这个问题可以先放一放。

在“阐述与塑料卫生巾相关的术语，即‘处理’和‘污物’”时，小野提出了以下观点：

> 《药事法》提及月经处置时使用了“月经处理”一词。（中略）“处理”有“清理废物”之意。如上一章所述，月经是女性大脑主导的周期性生理功能，是必不可缺的生理机制。从这个角度看，使用“处理”一词并不恰当。

《药事法》（2001年修订为《医药品医疗器械等法》）中使用的术语是“月经处理用品”，而其定义为“旨在处理、吸收经血的用品”。因此“处理”的对象不是月经，而是人体排出的“经血”。

经血算不算“污物”

小野批判了将用过的卫生巾按“污物”论处的观念，认为“这等同于将月经称为‘生理期’否定女性的健康身体特性，阻碍女性自身接纳月经”。

> 用过的塑料卫生巾会被当作垃圾处理。经血也与塑料卫生巾一起沦为污物，以至于广大女性都想将两者从视野中抹去。这一点在上一节提到的“安妮卫生巾”的七大研发目标★28之一——“能扔进水厕冲走”中体现得淋漓尽致。吸收力强劲的塑料卫生巾让女性无需再忧心经血渗漏，能和平时一样活动自如，却也让人们将月经这种人体生理机能导致的出血现象视作困扰，还称为污物。这等同于将月经称为“生理期”否定女性的健康身体特性，阻碍女性自身接纳月经。

上文引用过的横濑利枝子的论文也提到，使用布卫生巾有助于将“用过的卫生巾从‘污物’变为‘待洗衣物’”。此类观点在分析布卫生巾的优点和一次性卫生巾的缺点的文献中比比皆是。

然而，布卫生巾的使用者中也不乏视经血为“污秽”的女性。是否将经血视为“污秽”或“污物”，与使用布卫生巾还是一次性卫生巾并无关联。

在一次性卫生巾问世之前，人们也会将处置经血时使用的脱脂棉和纸张扔进污物桶和旱厕。难道这就不算“从视野中抹去”了吗？安妮卫生巾的灵感正来源于“用于处置经血的脱脂棉容易堵塞水厕”这个问题。

而且小野认为，致使人们视经血为“困扰”的是吸收力强劲的一次性卫生巾。可在我看来，反而是一次性卫生巾让广大女性不再觉得经血是一种烦恼。

“经血不洁”与“月经不洁”的混淆

我们不妨再深入探讨一下可否将用过的卫生巾称为“污物”。

甲斐村美智子和久佐贺真理的论文“着眼于将使用过

的月经处理用品视作垃圾扔进‘污物桶’的习惯”，假设“使用一次性卫生巾的常规月经处理方法会令年轻女性产生‘月经不洁’的意识，从而形成负面的月经观，导致不定愁诉”，最终得出的结论是“使用布卫生巾能让月经观变得更积极，改善痛经和不定愁诉，并增强自我肯定”。

横濑利枝子的论文指出，“虽然容器的名称（污物桶→卫生盒）与容器本身都发生了变化，然而现实情况是，人们仍将丢弃使用过的卫生用品的容器视作‘污物桶’”。小野千佐子则认为，将经血称为“污物”会“阻碍女性自身接纳月经”。

自《女性的节律：月经，来自身体的讯息》一书出版以来，对“污物桶”这一称呼的批判屡见不鲜。在此书上市的 20 世纪 80 年代，蔑视月经仍是社会常态，因此我并不觉得这样的观点有什么问题。但随着时间的推移，我渐渐觉得视经血为“污物”也许会更安全一些，毕竟经血有可能成为艾滋病毒和乙肝病毒的传播媒介。

如今，污物桶类产品以“卫生盒”“厕所角”之类的商品名在市场上流通。成人都知道那是扔“用过的卫生用品”的容器，对此心照不宣，然而对孩童而言，它的用途却包裹在重重迷雾中。在公园或商场上厕所时，孩童说不定会在好奇心的驱使下触摸里面的东西。哪怕明说那是“污物桶”，小孩子也不一定明白，因此有必要设法防止孩童触摸。最近有越来越多的产品在设计时考虑到了使用者和清扫者双方的安全与卫生。

自己的经血暂且不论，视他人的经血为“污物”倒也是理所当然。在医疗机构，沾有血液的纱布、绷带和脱脂棉都会被视作“感染性废物”严格处理。

“认为经血不洁”与“认为月经这一生理现象不洁/污秽”是两码事，但人们常会混为一谈。

正如功刀由纪子所说（详见本书第二章的“月经缘何与‘不洁’挂钩”），如果将“经血可能传播传染病”视为月经不洁观念的由来，那么消除这种传播风险的努力就有助于根除月经不洁观念。将“妥当处置经血”与“月经不洁观念”混为一谈并大加批判，反倒会加固社会对月经的避讳。

横濑不仅批判了“污物桶”这一称呼，还从“店家在顾客购买卫生用品时提供不透明的购物袋”这一行为中读出了不洁观。问题是，享受同样待遇的避孕套和生发剂有没有被打上“不洁”的标签呢？直至今日，大家购买卫生用品时还是会偷偷摸摸的，这是确实存在的倾向，但并非月经不洁观念所致。

在探讨“不洁观念”的问题时，若是将“在宗教界等为数不多的圈子里根深蒂固的月经不洁观念”和上述现象混为一谈，定会导致种种混乱。

批判“将经血或使用过的卫生巾视作污物”的观点背后，可能有着对过去的月经（经血）不洁观念的抗拒。然而，试图赋予经血“意义”或将其神秘化无异于矫枉过正，与其所不齿的不洁观念相差无几。将意识形态引入月经和女性卫生用品等同于为“女性”性赋予过多的意义，到头来束缚住的定将是女性自己。

“生理期”是“月经”的替代词吗?

小野千佐子认为，将月经称为“生理期”否定了“女性的健康身体特性”。那就再探讨一下这个术语吧。

《女性的节律：月经，来自身体的讯息》一书也批判了用“生理期”代替“月经”这一“正式术语”的现象。不过这个观点和对“污物桶”这一称法的批判一样，放在那个年代并没有突兀之感。

后来，小野清美在《安妮卫生巾的社会史》中写道，月经自古以来就“被冠以各种名称”，然而“大众最熟悉的‘月经’一词从严格意义上讲是医学术语，确立于明治时代。昭和二十二年（1947 年）4 月 7 日颁布的《劳动基准法》第 67 条首次使用了‘生理日’和‘生理假’这两个术语，月经就此被‘生理期’取代”。以此为据，称“《劳动基准法》颁布后‘生理期’就成了‘月经’的替代词”的文献比比皆是，小野千佐子和横濑利枝子的论文也不例外。

然而，“生理期”一词早在 20 世纪 20 年代的“争取月经假运动”中就已经出现了，也留下了许多白纸黑字的记录，并非《劳动基准法》首创。

该法不用“月经”一词的主要原因似乎是为了避免女性在申请月经假时感到尴尬。★29

查阅当年的记录，便知负责制定该法的厚生省劳动保护课课长寺本广作在起草时曾一度反对将月经假条款写入该法，说“还得写这种脏东西不成”★30。“生理期”一词在当时确实能从侧面体现出社会对月经的负面看法，然而今时已不同往日。

日本确实经历过因不洁观念和羞耻感而不敢轻易提起“月经”二字的时代。在 20 世纪 60 年代，“安妮日”成了“月经”的替代词，而后人们就迎来了可以毫无顾忌地说出“生理期”的新时代。如今“生理期”已经成为日语中最常用的指代女性出血现象的说法。

由于“生理”二字还有其他含义，准确起见，还是使用“月经”比较妥当。但将月经称为“生理期”绝不会否定“女性的健康身体特性”。

广告该不该如实表现经血

小野千佐子还指出“大众媒体和塑料卫生巾厂商往往不敢如实表现月经”。她引用了日本民间放送联盟的播放标准（“涉及暗中使用的物品、不适合在家中讨论的物品的广告需严加斟酌”）和日卫联发布的女性卫生用品广告自我约束指导方针★[31]，批判这种做法会助长“将月经视为应当隐瞒的个人问题（中略），而非女性身体的自然生理机能”的月经观。

然而，由于电视广告是穿插在节目中播放的，观众别无选择。我个人认为民间放送联盟的播放标准整体上有较强的保守倾向（包括但不限于针对女性卫生用品广告的条文），但设置一定的规则也是理所当然。也正是这些规则让厂商头疼不已。★32 毕竟电视台与厂商都是企业，都不可避免地要考虑到形形色色的价值观，做出最大公约数式的应对。

2017 年，欧洲某卫生用品品牌★33 本着“打破月经禁忌”“如实表现月经”的理念发布了一则宣传片，刻画了经期女性的真实生活（如经血在淋浴时流下），在日本也引起了热议。最引人关注的是，宣传片中用于模拟经血的液体并非蓝色，而是经血的本色——红色。

结合视月经为禁忌的历史，“如实表现”确实至关重要。从这个角度看，这则宣传片也确实值得称赞。但我们也必须认识到，暴露一切并非扫清禁忌的绝对条件。

安妮在短短数年里成功改写了日本的月经禁忌，而其广告理念竟是“连‘血’字都不会用，绝口不提‘经血’”。“月经期间的出血量是不固定的，有的日子多，有的日子少，于是我们就会说‘请根据量的多少选择合适的款式’，绝不会用‘出血’一词。毕竟‘血’字会在视觉上给人留下凄惨的印象，跟‘纯净’‘平和’毫不沾边”。在广告中用蓝色液体表现经血也是安妮首创。

有些人确实会从“血”联想到受伤、死亡这样的负面字眼。对那些将经血视作“排泄物”的人来说，让他们看到写实的经血，也无异于在纸尿裤广告里展示真实的屎尿。

常有人煞有介事道：“有些男的还以为经血是蓝色的，这都是广告的错！”但这其实是微不足道的小事。厂商制作广告当然是为了推销自家的产品。既然目标受众是有月经的女性，那么广告只需将产品的特点（吸收力、使用感、尺寸等）传达到位即可。

在欧洲发布的那则宣传片还描写了经期女性的倦怠神情。与之形成鲜明对比的是，日本厂商的广告总会将使用卫生巾的女性刻画得比平时更有活力，白天在街上昂首阔步，回家了一夜好眠。小野认为这样的广告助长了“消极”的月经观，然而在我看来，这样反而会给观众留下“积极”到不自然的印象。不过广告的性质本就是如此。

其实旨在“打破月经禁忌”“如实表现月经”的欧洲厂商宣传片直截了当地告诉了我们，将人们对月经的态度简单粗暴地归纳为“消极”或“积极”都是无稽之谈。

针对“店家在顾客购买卫生用品时提供不透明的购物袋”，小野批评道：“是企业主导了不敢公开表现月经的风潮，还采取种种举措加以维持。”但此举也算是面向多样价值观的最大公约数式应对。不给卫生用品配不透明的购物袋，怕是也会有顾客提意见，而店家并没有立场教育顾客“您应该将月经视为女性身体的自然生理功能”。日后如果有越来越多的顾客要求店家对卫生用品一视同仁，店家自会有所改变。

“厂商阴谋论”

小野指出，“用塑料卫生巾处置月经想要实现的是‘不存在的月经’，而使用布卫生巾想要实现的则是‘存在的月经’”。

说一次性卫生巾使月经“不复存在”倒也并无不可，因为女性不必再担心经血渗漏，可以随意活动，穿衣也没有限制，也不需要费力清洗。然而，这正是广大女性梦寐以求的。

正如第一章的末尾所说，随着卫生巾的进化，人们倾向于将“出丑”定性为“不可能发生的情况”，但这也是一种过度“月经透明化”。可杜绝“出丑”并不能和“月经不复存在”画等号。

我们绝不能忘记，月经在过去是被“掖着藏着的”“被当作不存在”，多亏了一次性卫生巾的问世，它才成为了天经地义的生理现象（详见本书第三章）。

小野称，在一个“装置产业接连推出新产品，将经血按污物论处，对月经遮遮掩掩”的社会中，“饱受痛经困扰的人咬牙忍耐或服用止痛药，将其视作个人的身体问题加以处理才符合社会的要求”。可实际情况真是如此吗？

遥想“塑料卫生巾”问世之前，明治大正时代的女性同样饱受痛经之苦，也有人向妇人杂志的咨询专栏投稿提问，但得到的回复都不太靠谱。

同一期《妇人卫生杂志》中出现了截然相反的建议——有人说“应用冰袋冷却下腹部或使用蚂蟥”，有人却说“应热敷下腹部，或以热盐水或热芥子水坐浴”。[★34]

还有回复称“请医生注射吗啡或服用 0.01 剂量的吗啡片剂，但剂量稍有差错便可危及生命，请务必遵医嘱”[★35]。得知止痛是“危及生命”的，女性们自然会选择“咬牙忍着”。

现代人可以在药店毫不费力地买到“装置产业接连推出”的安全有效的止痛药，这是一个可喜的进步。随便吃药当然是不可取的，但痛经的程度因人而异，有些女性确实疼到了非吃药不可的地步。吃非处方药不管用，不得不去妇科医院开药的情况也不少。不过容我补充一下，这些女性的月经观不一定是消极的。

小野自始至终对“塑料卫生巾”厂商持批判态度，认为“月经是女性身体的生理功能，是世界各地、从古至今的所有女性身体上都会出现的现象，月经处置用品却成了装置产业的企业追逐利润的市场之一”。

横濑和甲斐村、久佐贺的论文中也有同样的批判。

横濑指出，“商品属性的女性卫生用品会进一步强调表面的便利，致使女性月经的商业化”。甲斐村、久佐贺则认为，“企业向女性灌输‘没有一次性卫生巾就无法应对月经’的观念，将与生殖直接挂钩的月经转化为市场。一次性卫生巾的确带来了诸多益处，但它似乎悄悄主宰了女性对月经的认知，并在潜意识中引导她们否定女性性[1]”。

然而，企业本就是以“追逐利润”为目的的组织，也会通过纳税为社会做出贡献。通过走访调查，我能感觉到所有卫生用品厂商都在努力为消费者提供更舒适的产品。

至少布卫生巾有两个明显的优点，即“可重复使用”和“不产生垃圾”。有志于减少垃圾的产生，也不嫌洗衣麻

---

1 女性性，指女性气质，如感性、柔软性等。

烦的女性确实可以一试。让更多的女性了解到上述优点，推动布卫生巾的普及也确实是有意义的。

但为此不公平地贬低一次性卫生巾，甚至抨击一次性卫生巾的厂商，反而有可能阻碍布卫生巾的普及。

高举以“聚合物挥发论”为首的“一次性卫生巾有害论”和“厂商阴谋论”，将布卫生巾和一次性卫生巾对立起来，对广大有月经的女性百害无一利。

自然而然地普及

致力于生产、销售布卫生巾的专卖店“Natural*Eco”的主理人柴垣香就没有赋予布卫生巾过多的意义。她本人通过使用布卫生巾摆脱了多年的痛经困扰，认为其原因是“皮炎缓解了，人就不烦躁了”。她觉得一次性卫生巾“历史较短，缺乏研究数据”，没有否定一次性卫生巾有害论，但也认可此类产品的便利，提倡女性随机应变，灵活使用。

“Natural*Eco”的布卫生巾款式多样，既有朴素简约的，也有色彩缤纷的，还支持个性化定制。印花图案的布卫生巾看着赏心悦目，送人都拿得出手。哪怕将初始投资和清洗卫生巾的麻烦考虑在内，想要尝试一下的女性也大有人在。

布卫生巾也可以自己手工制作。山浦麻子的《布卫生巾入门：经期也要过得舒心》（泉书房）一书讲解了用毛巾手帕和旧衬衫等常见布料制作卫生巾的实用方法。这本书好就好在作者没有将自己的意见强加于人——“觉得布卫生巾用不惯，很别扭……遇到这种情况时，毫不犹豫地用回一次性卫生巾就是了！要想舒舒服服地度过经期，最好的方法就是选择此时此刻最能让自己安心的卫生巾，管它是布卫生巾还是一次性卫生巾呢。”作者没有摆“自然观”“生命观”之类的大道理，而是让读者“尽管用自己想用的卫生用品”。无论是不是定制款，考虑到手工制作和后续清洗所需的时间和精力，说布卫生巾是一种“奢侈品”都不为过。

手头备几片布卫生巾还可以应急，万一发生了买不到一次性卫生巾的紧急情况（石油危机、东日本大地震时都断过货）也不至于手忙脚乱。由于灾区可能会停水，住在灾区之外的人不妨多用布卫生巾，将一次性卫生巾留给灾区，这样也算是为救灾做了一点小贡献。

有些人是在杂货店买到了好看的布卫生巾，试用后觉得很舒服就用了下去。有些人则是第一次来月经时用了别人送的布卫生巾，后来也一直用着，也不觉得有什么问题。平时用布卫生巾，长时间外出或旅行时使用一次性卫生巾……这样的灵活运用若能自然而然地普及开来，“不必要”的用后即弃自会逐渐减少。

一次性卫生巾与“可持续性”

如前所述，有些人认为使用一次性卫生巾会破坏环境，因而提倡使用布卫生巾。然而在日本，绝大多数有月经的女性都在使用一次性卫生巾，因此我们也有必要探讨一下“如何在使用一次性卫生巾的同时做到环保”。

今时今日，各大厂商都认识到了“可持续发展”的重要性，也会在网站上介绍相关的举措。消费者在选择产品时也可以多参考一下这方面的信息，而不是光看产品性能和价格，如此一来便能提醒厂家“环保”也能成为产品的附加值，督促他们再接再厉。

布卫生巾使用者的增加(一次性卫生巾使用者的减少)也是促使厂商产生致力于环保的动力。说不定有朝一日，

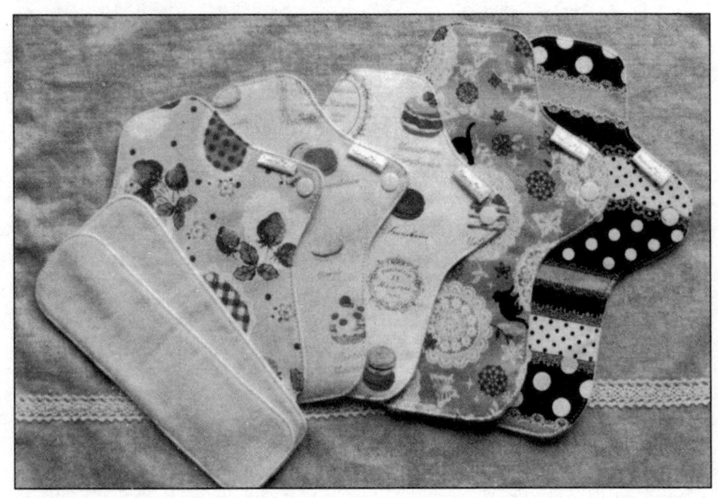

Natural*Eco 的定制款布卫生巾

厂商会将一次性卫生巾的技术部分运用于布卫生巾，推出相关的产品。

与其把一次性卫生巾和布卫生巾对立起来，不如充分认知两者的优缺点，并在日常生活中灵活选用。

由于日本国内的需求在逐渐减少，女性卫生用品厂商纷纷进军亚洲各国，开拓新的市场。不难想象，这将导致严重程度远超日本国内的资源问题和垃圾问题。有月经的日本女性已经认识到了一次性卫生巾带来的问题，也有了布卫生巾这个新的选项。她们的努力定会对一次性卫生巾的未来走向产生一定的影响。

“租用卫生巾”能否为日本女性接纳

现代日本的布卫生巾使用者一般都会购买或手工制作自己专用的，用完以后再自行清洗。而法国却有过一种“卫生巾租赁服务”——女性根据需要使用商家定期寄来的布卫生巾，用过之后无须自行清洗，待经期结束后直接用油纸打包寄回给商家即可。

评论家渡边圭在 1980 年撰写过一篇题为“女性卫生用

品的国际比较”的文章，称法国人早在日本大正年间就开始租卫生巾用了，“据说直到几年前，这种做法还存在于法国的乡村地区，淋漓尽致地体现了保守简朴的法国人的坚忍品性”★36。

20 世纪 80 年代正是一次性卫生巾飞速发展的时期。那时的日本人的第一反应肯定是：“怎么还在用布卫生巾啊？”然而今时今日，布卫生巾凭借“环保”和“呵护身体”获得了越来越多人的青睐。在现代人看来，“卫生巾租赁服务”解决了布卫生巾一大“缺陷”——需要自行清洗——岂止是不“保守”，分明是革命性的创新（但那些认为“直面经血”有意义的人恐怕是不会支持这种做法的）。

之所以将用过的卫生巾寄回给商家清洗，而不是自行清洗，关键在于水质。一位当时居住在法国的日本女性告诉渡边：“法国的水不是很硬嘛，衣服总也洗不干净，所以卫生巾也得送到专门的地方去洗。”

> 虽说那就是人家的工作，可我们实在不好意思让外人洗啊。而且天知道自己用的是谁用过的东西……多别扭啊。所以我从没用过。但那边的人都说商家是会消毒的，比自己洗卫生多了，用的人还不少呢。

就算日本的水质也偏硬，“卫生巾租赁服务”怕是也流行不起来。正如渡边所说，这与“看待月经和经血的观念”密切相关。

在大批法国人租用卫生巾的大正时代，日本市面上也有月经带销售，但大多数女性使用的还是手工缝制的丁字带+脱脂棉。

第一章引用过一位1923年迎来初潮的女性的口述记录（详见“处置经血的记忆”）。她说“月经是最忌讳的话题，我都没跟母亲和姐姐聊过”。“用过的兜裆布要泡在桶里洗干净，晾在杂物间里。照理说是该晒晒太阳消消毒的，可妈妈说那是污秽之物，见不得光，当然也不能让别人看到——可我后来觉得晾在杂物间里别扭得很，就另外找了一处能晒到太阳，通风也好，又不会被人看到的地方。”

在这样的大环境下，谁会想到把既“污秽”又“不能让别人看到”的东西交给商家清洗呢？那时人们在选择月经用品时最看重的一直都是“隐蔽”而非“卫生”。

那么在月经禁忌几乎已成过去，布卫生巾的使用者稳步增长的现代日本，“卫生巾租赁服务”能否站稳脚跟呢？可惜我只查到了“出租尿布”的商家，“出租卫生巾”的是一家都没找到（出租餐巾的倒是很多）。

“卫生巾租赁服务”无法为日本女性接纳的背景原因可能不是月经禁忌或卫生观念，而是“羞耻感”。租用/返还尿布的不是使用者本人，卫生巾则不然。就算布卫生巾使用者的增加催生出了出租卫生巾的商家，其市场前景仍是个未知数。

处置经血的各种方法

渡边圭在《女性卫生用品的国际比较》一文中提到了“月经杯”。

月经杯是一种用硅胶或TPE[1]制成的小杯子，置于阴道内使用，可容纳一定量的经血。这种产品诞生于20世纪30年代的美国。渡边在文中提到的是一款名为“特莎薇”的美国产品（现已停售），称其“近年来好评如潮，被誉为‘无花果叶以来的大发明’”。

如今月经杯已在美国广泛普及，十几岁的女孩也在用。

1 TPE，热塑性弹性体。

日本的“月经处理用品”法规是针对卫生巾和卫生棉条制定的，而此类产品不属于这一范畴，因此无法在药妆店的卫生用品货架找到，但可以在专卖店或网店买到德国产的“MeLuna Cup”、美国产的“Eva Cup”和加拿大产的“Diva Cup”等产品。近年来月经杯用户人数逐渐增加，本土产品“Rose Cup”也在 2005 年上市了。

月经杯的支持者表示，月经杯是限制最少的女性卫生用品，其优势在于无须担心经血外漏，无需频繁更换（大多数产品可以佩戴 12 小时），可有效避免私处闷湿，不影响游泳泡温泉，而且经血不会接触到空气，所以不会产生异味。

月经杯的单价为数千日元，比卫生巾和卫生棉条贵得多，但买一个就能用 10 年（如果使用得当，几乎是半永久的），从长远来看更为经济实惠。

月经杯也是迄今为止最“环保”的女性卫生用品。据厂商称，“美国每年约有 135 亿片卫生巾和 65 亿根卫生棉条被丢弃在垃圾填埋场，因此改用月经杯可以大幅减少最终被丢弃的卫生巾、卫生棉条以及包裹上述用品使用的卫生纸和包装袋”[★37]。

月经杯在日本普及度不高，首要原因可能是缺乏相关

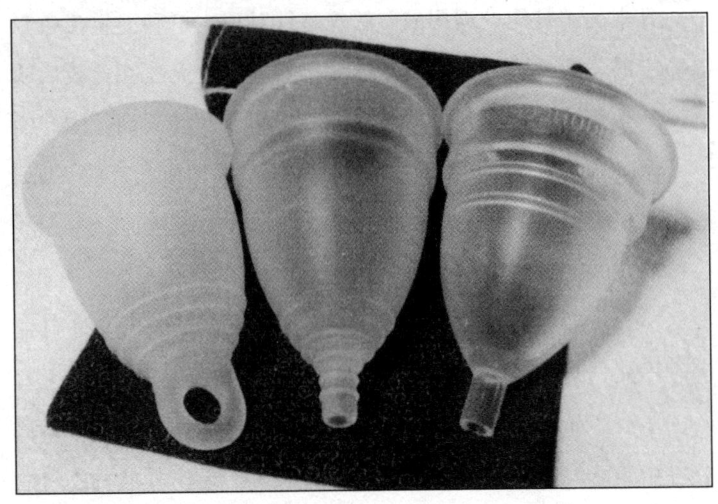

各种月经杯。Natural*Eco 供图

信息。对于“将月经杯置入阴道”抱有抵触的女性也不在少数。日本女性连卫生棉条都不太愿意用，使用月经杯的门槛就更高了，或许她们也觉得没有太大的必要。

近几年，美国出现了一种名为“月经盘”的女性卫生用品。月经盘以轻薄的硅胶制成，置于子宫颈外口接收经血，比月经杯更方便易用。

渡边圭还介绍了美国的“15分钟月经法”，即“在月经来潮时将一根管子插进子宫，一鼓作气吸出通常需要两三天才能剥离的子宫内膜”，并称“目前舆论对这种方法的安全性和合法性争论不休，因为这种方法也可用于堕胎，人称‘微型刮宫’”。

这种被称为“经血抽吸术”或“月经调节术”的方法由20世纪70年代初的美国女权主义者首创。在1973年美国将堕胎合法化之前，它一直都是广为人知的堕胎方法。在不允许人工流产的国家，这种方法仍广受支持。而在历来对堕胎相对“宽容”的日本，“经血抽吸术”几乎无人知晓。

渡边圭在《女性卫生用品的国际比较》一文的最后写道：“也许月经的处置方式会在20世纪80年代迎来巨

变。”但“月经杯”始终没能在日本普及开来，反倒是布卫生巾越来越受欢迎了。20世纪80年代是一次性卫生巾日新月异的时期。置身那个年代的人怕是做梦都想象不到，布卫生巾会在21世纪广受欢迎。

经血处置方式没有发生“巨变”，首要原因正是“一次性卫生巾性能的提升”。不觉得平时用的有什么不好，自然就不会冒出“尝试新产品”的念头。

无论怎样，卫生用品都是女性最亲密的“后盾”，定会继续为守护女性的健康快乐发光发热。

作者引用：

★1 《女性卫生用品引起的不适与应对方法：基于面向护理专业女生的调查》，古贺裕子、铃木由美、田部井千昌、山本沙织、大竹亚矢著，《桐生大学纪要》第22期，2011年。《开始关注面层材料的卫生巾：亲肤无纺布与各类薄膜》，《CONVERTECH》，2007年10月号。

★2 《开始关注面层材料的卫生巾：亲肤无纺布与各类薄膜》，《CONVERTECH》，2007年10月号。

★3 宝洁新闻稿。

★4 尤妮佳新闻稿。

★5 《我的简历》，高原庆一郎著，《日本经济新闻》2010年3月21日。

★6 《抑制皮肤膨润的卫生巾'F'对皮肤问题的缓解》，田上八朗、佐藤纪子、丰岛泰生著，第57届日本皮肤科学会中部支部总会暨学术大会。

★7 花王新闻稿。

★8 《自由》38卷9号，1996年。

★9 花王官网。

★10 厚生劳动省药事工业生产动态统计。"月经处理用品"包括卫生棉条。

★11 《卫生巾新动向：布卫生巾销量渐长》，"日经商业在线"。

★12 《女性心身医学》13卷3号，2008年。

★13 《月经舒心讲座：如何与月经打交道，畅享人生》，松本清一审，文光堂，2004年。《女性发展心理学维度的月经研究》，川濑良美著，川岛书店，2006年等。

★14 《验证布卫生巾对提升QOL的影响》，松本美保、四方由美、南洋介著，《Campus Health》48卷1号，2011年。

★15 尤妮佳客服中心。

★16 布卫生巾一旦被经血或汗水浸湿，反而有可能导致身体受凉。

★17 《关于备受关注的有机棉布卫生巾》，樋渡志信著，《Aromatopia》第80期，2007年。

★18 厚生劳动省科学研究成果数据库。

★19 日本子宫内膜异位症启发会议官网。

★20 日本子宫内膜异位症启发会议官网。

★21 尤妮佳调查数据。

★22 《周刊星期五》1999年12月17日号。

★23 大王制纸官网。大王制纸Elleair客服中心。

★24 《人类科学研究》第22卷第1号，2009年。

★25 英国环境、食品和农村事务部生命周期评估报告等。

★26 虽有“等”字，但横濑并未在论文中提及“皮肤问题”之外的“对女性身体的影响”。

★27 《同志社政策科学研究》第11卷第2号，2009年。

★28 “研发目标”一词并不准确，应为成品的“特长”。

★29 《合理化与劳动基准法》(增补修订版),松冈三郎著,劳动旬报社,1968年。

★30 《回顾劳动基准法的问世》,松本岩吉著,劳务行政研究所,1981。

★31 2014年修订,其中有针对“不得在饭点播放”的规定。

★32 《周刊新潮》1999年9月20日号。

★33 比如总部位于斯德哥尔摩的跨国企业Essity推出的“Libresse”“Bodyform”等品牌。

★34 《妇人卫生杂志》第189期,1905年。

★35 《妇人卫生杂志》第184期,1905年。

★36 《妇人公论》1980年3月号。

★37 《Diva Cup:可反复使用的女性卫生用品》,“日经女性在线”。

结语

毋庸置疑，正是商业主义让长久以来“见不得光”的女性卫生用品实现了飞速的进化。为避免堵塞在战后普及开来的水厕，一次性卫生巾应运而生，受到了在经济高速增长期迈入社会的女性的热烈欢迎，而市场需求也进一步推动了厂商的研发。占人口一半的大多数女性长期、定期使用的卫生用品就这样形成了巨大的市场。

电视广告与超市、便利店等零售商的店内销售使得女性卫生用品不再是需要遮掩的秘密，也冲淡了视月经为禁忌和污秽的观念，但性能不断提升的卫生巾也在这个过程中发挥着关键的作用。更轻薄、吸收力更强的卫生巾让旁人看不出女性有没有来月经，自然就不需要忌讳了。久而久之，女性自己和旁人便可以相信“不忌讳也没有任何问题”。

今时今日，正值经期的当事人都不太会意识到月经的存在，但这与“轻视月经”是两码事。视经血为“污物”也好，称月经为“生理期”也罢，都不等于轻视月经。社会上确实存在出于环保等角度批判一次性卫生巾的声音，但它在解放妇女身心方面留下了不容忽视的“业绩”，如今的布卫生巾也正是在这一基础上发展起来的。

如今的日本女性能够以实惠的价格买到性能卓越的卫生用品，但我们不应该漫不经心地消费这些产品，而是应该尽可能根据月经的状态和生活环境灵活选用，并根据自身体验发表坦率的意见。而我也想通过自身的努力，帮助更多女性找到舒适好用的卫生用品。因为世界各地仍有许多女性因经血处置方法不当处处受限，甚至患上传染病。

致力于采访脱北[1]女性的记者菅野朋子称，“来到韩国后最令她们感动的就是卫生巾”。生活在朝鲜时，她们每次来月经都只能将纱布和旧内衣裁的布条叠起来垫在身下，“挂在不会被人瞧见的地方阴干”。反复使用这样的东西当然很不卫生，许多女性因此得病。“来了韩国才知道有这么方便舒适的卫生用品。”“填饱肚子固然重要，

1　脱北，本来专指离开朝鲜去韩国的人，现在泛指所有通过非正常渠道离开朝鲜的人。

可我更想寄些卫生巾去朝鲜，减轻她们的痛苦。”（《朝鲜女性的化妆、内衣和性》2002 年，源自《周刊文春》）

卫生用品是最贴近女性生活的东西，不难想象朝鲜女性的生活有多么困苦。相较之下，围绕卫生用品的意识形态之争就显得微不足道了。我由衷希望，每一位有月经的女性都不必再为处置经血而烦恼。

女性和女性卫生用品所处的环境，不仅能反映出一个社会的月经观和女性观，更能反衬出这个社会的政治和经济面貌。说女性卫生用品是衡量社会发展水平的标尺也毫不为过。

文库版后记

遥想20年前刚开始收集有关女性卫生用品和月经观的史料时，我有幸看到了评论家板坂元撰写的文章，题为“日本有人研究月经史吗？”（《美好的女性》1980年5月号）。文中提到日本“罕见生活志属性的女性史”，呼吁各界“趁早记录下”关于月经称法、经血处置方法和月经禁忌的习俗，以供后世研究。

有关女性卫生用品和月经观的文献也确实十分有限。于是我便想编撰一本关于这两个主题的书，力争做到详尽准确。2013年，我终于出版了《女性卫生用品的社会史：从禁忌到巨大市场》（Minerva书房），一遂夙愿。

此次推出的文库版新增了部分内容，包括在国际社会饱受争议的“尼泊尔月经小屋”和围绕卫生用品广告的最新争论。为提升阅读体验，正文省略了敬称。部分引文按新规调整了汉字的写法与标点符号。文中部分用词不符合当今的人权观念，但考虑到引用文献的历史背景没有进行修改。

单行本刚出版时，曾有男性读者反映“不好意思去书店买”。但随着小山健的漫画作品《生理酱》[1]的走红和描写卫生巾普及过程的电影《印度合伙人》的热映，社会大环境已经有了很大的变化，希望拿起本书的门槛也能矮上那么一点点。

最后，由衷感谢接受采访并提供宝贵资料的卫生用品厂商、《布卫生巾入门：经期也要过得舒心》的作者山浦麻子女士和布卫生巾专卖店“Natural*Eco”的柴垣香女士，感谢 KADOKAWA 文艺局的原孝寿先生和麻田江里子女士促成了本书的出版，感谢小山健先生倾情撰写的腰封推荐语和生理酱插图。请允许我向所有翻开本书的读者致以最诚挚的谢意。

2019 年 2 月

田中光

1 《生理酱》，一部将月经拟人化的漫画作品。

参考文献一览

[书籍与论文]

《见于妇产科临床的抑郁》，赤松达也著，《日本医事新报》4201 号，2004 年。

《“东西”里的女性昭和史：历史中的女性卫生用品》，天野正子著，《春秋生活学》第 4 期，1989 年。

《安妮日记》（增补修订版），安妮 · 弗兰克著，深町真理子译，文春文库，2003 年。

《走光：羞耻心的现代史》，井上章一著，朝日新闻社，2002 年。

《古代中世寺院组织研究》，牛山佳幸著，吉川弘文馆，1990 年。

《延寿撮要》（《近世中医书集成六　曲直濑玄朔》），名著出版，1979 年。

《禁忌的社会意义：关于血忌习俗的推论》，大森元吉著，《传统与现代》1972 年 11 月号。

《斋忌的世界：构造与改变》，冈田重精著，国书刊行会，1989 年。

《妇人家庭卫生学》，绪方正清著，丸善，1916 年。

《秽：歧视观念的深层》，冲浦和光、宫田登著，解放出版社，1999 年。

《排卵时期、黄体与子宫黏膜周期性变化的关系：子宫黏膜周期性变化的周期及受孕日》，荻野久作著，《日本妇科学会杂志》第 19 卷 6 号，1924 年。

《什么都去看一看》，小田实著，河出书房新社，1961 年。

《意释黄帝内经 素问》，小曾户丈夫、浜田善利著，筑地书馆，1971 年。

《意释黄帝内经 灵枢》，小曾户丈夫、浜田善利著，筑地书馆，1972 年。

《安妮卫生巾的社会史》，小野清美著，JICC 出版局，1992 年。

《基于布卫生巾的月经观转变：寻求通往“存在的月经”的选项》，小野千佐子著，《同志社政策科学研究》第 11 卷第 2 号，2009 年。

《折口信夫全集》笔记篇第 2 册，折口信夫著，中央公论社，1970 年。

《女性的节律：月经，来自身体的讯息》，《女性的节律》编写组编，现代书馆，1982 年。

《公司年鉴：上市公司版上》，日本经济

新闻社，2002 年。

《使用布卫生巾对女生不定愁诉的影响》，甲斐村美智子、久佐贺真理著，《女性心身医学》13 卷 3 号，2008 年。

《顿医抄》(《临床中医妇科丛书 2》)，梶原性全著，东方出版社，1996 年。

《安妮的秘密：成功始于思考》，片柳忠男著，Orion 社，1964 年。

《女性运动员的活跃与女性卫生用品的研发》，纸透雅子著，《自由》38 卷 9 号，1996 年。

《女性发展心理学维度的月经研究》，川濑良美著，川岛书店，2006 年。

《少女的身体：女性的近代与性》，川村邦光著，纪伊国屋书店，1994 年。

《浅析 3 例因 PMS 缺课就诊的高中生》，木内千晓著，《妇产科的进步》第 57 卷第 1 号，2005 年。

《探究性别差异的生物学意义》，功刀由纪子著，《女性史学》第 12 期，2002 年。

《女性卫生用品引起的不适与应对方法：基于面向护理专业女生的调查》，古贺裕子、铃木由美、田部井千昌、山本沙织、大竹亚矢著，《桐生大学纪要》第 22 期，2011 年。

《简明日本人名事典》(第 4 版)，三省堂，2001 年。

《西宫记》(《改定增补故实丛书》)第 7 册，明治图书，1993 年。

《利根川流域的民间念佛偈文与安产祈愿》，坂本要著，收录于藤井正雄编《净土宗的种种问题》，雄山阁，1978 年。

《性的王国》，佐野真一著，文艺春秋，1981 年。

《光脚丫女孩》，佐多稻子著，角川文库，1955 年。

《增补版 昭和平成家庭史年表 1926—2000》，下川耿史、家庭综合研究会编，河出书房新社，2001 年。

《告别郁闷的经期：克服月经禁忌》，詹妮思·德拉尼、玛丽·简恩·拉普顿、艾米丽·托斯著，入江恭子译，山崎朋子审校，讲谈社，1979 年。

《价格的明治大正昭和风俗史》，周刊朝日编，朝日新闻社，1981 年。

《价格的明治大正昭和风俗史 续》，周刊朝日编，朝日新闻社，1982 年。

《价格的明治大正昭和风俗史 再续》，周刊朝日编，朝日新闻社，1982 年。

《古代医疗官人制研究：典药寮的结构》，新村拓著，法政大学出版局，1983 年。

《新编日本古典文学全集 1 古事记》，小学馆，1997 年。

《< 旧约·圣经 > 续编》，日本《圣经》协会，2001 年。

《女性的民俗志》，濑川清子著，东京书

籍，1980 年。

《性行为不端：追踪失足的初高中女生》，千田夏光著，汐文社，1978 年。

《大辞泉》第二版，小学馆，2012 年。

《日本中世的社会与佛教》，平雅行著，塙书房，1992 年。

《女孩性教育》，高桥寿惠著，明治图书，1925 年。

《我的简历》，高原庆一郎著，《日本经济新闻》2010 年 3 月连载。

《月经假的诞生》，田口亚纱著，青弓社，2003 年。

《月经与犯罪：质疑女性犯罪论的真伪》，田中光著，批评社，2006 年。

《白木的产屋与分娩习俗：从日本海地区的两种习俗的调查对比说开去》，田中光子著，《女性史学》第 11 期，2001 年。

《从民俗学角度看日本人的月经观》，谷川健一著，《现代性教育研究》1979 年 8 月号。

《产屋民俗：若狭湾产屋笔录》，谷川健一、西山弥生著，国书刊行会，1981 年。

《妇人大全良方》卷之一，《临床中医妇科丛书 1》，陈自明著，东方出版社，1996 年。

《延喜式上：译注日本史料》，虎尾俊哉编，集英社，2000 年。

《临床中医妇科丛书 1》，"临床中医妇科丛书解题"，长野仁著，东方出版社，1996 年。

《女性与污秽的历史》，成清弘和著，塙书房，2003 年。

《双语注释版 < 古兰经 >》，日本穆斯林协会，1996 年。

《日本公司史总览（上册）》，东洋经济新报社，1995 年。

《日本史事典》（第三版），旺文社，2000 年。

《日本平民生活史料集成》第 1 册，三一书房，1968 年。

《年中行事秘抄》（《群书类从》第 6 辑），群书类从续集完成会，1960 年。

《女性与犯罪》，广濑胜世著，金刚出版，1981 年。

《月经与血秽观念》，藤田贵美惠著，《女性史学》第 13 期，2003 年。

《妇人卫生》（主妇之友家庭讲座），主妇之友社，1950 年。

《日本民俗地图Ⅴ 分娩与育儿》解说书，文化厅编，国土地理协会，1977 年。

《文保记》（《群书类从》第 29 辑），群书类从续集完成会，1959 年。

《女工哀史》（日本无产阶级文学集 33，纪实文学集 I），细井和喜藏著，新日本出版社，1988 年。

《药草编年史：学习古代医学的智慧》，

槙佐和子著，筑摩书房，1989 年。
《医心方 卷二十一 妇人诸病篇》，槙佐知子著，筑摩书房，2005 年。
《日本产科丛书》，增田知正、吴秀三、富士川游著，思文阁，1971 年。
《血盆经的普及与发展》，牧野和夫、高达奈绪美著，《女性和男性的时空 Ⅲ》，藤原书店，1996 年。
《合理化与劳动基准法》（增补修订版），松冈三郎著，劳动旬报社，1968 年。
《回顾劳动基准法的问世》，松本岩吉著，劳务行政研究所，1981 年。
《月经舒心讲座：如何与月经打交道，畅享人生》，松本清一审，文光堂，2004 年。
《验证布卫生巾对提升 QOL 的影响》，松本美保、四方由美、南洋介著，《Campus Health》48 卷 1 号，2011 年。
《污秽的民俗志：歧视的文化因素》，宫田登著，人文书院，1996 年。
《女性民俗》，宫田登、伊藤比吕美著，平凡社，1986 年。
《日本的生物科技潮流：从神代到现代之后》，本江元吉著，HJB 出版局，1988 年。
《禁忌习俗语汇（复刻版）》，柳田国男著，国书刊行会，1975 年。
《布卫生巾入门：经期也要过得舒心》，山浦麻子著，泉书房，2012 年。
《女性卫生用品的接受及其意义》，横濑利枝子著，《人类科学研究》第 22 卷第 1 号，2009 年。
《粪尿与生活文化》，李家正文著，泰流社，1987 年。
《和汉三才图会 3》，平凡社，1986 年。
《安妮课长》，渡纪彦著，日本事务能率协会，1963 年。

［报纸杂志］

《朝日新闻》《日本经济新闻》《每日新闻》《读卖新闻》1964 年 10 月 30 日。
《朝日新闻》《日本经济新闻》《每日新闻》《读卖新闻》1971 年 3 月 11 日。
《朝日新闻》2011 年 12 月 26 日。
《每日新闻》1963 年 3 月 10 日。
《*Aromatopia*》第 80 期，2007 年。
《现代性教育研究》1979 年 8 月号。
《*CONVERTECH*》2007 年 10 月号。
《星期日每日新闻》1993 年 1 月 3 日、10 日号。
《周刊星期五》1999 年 12 月 17 日号。
《周刊新潮》1999 年 9 月 20 日号。
《周刊文春》1989 年 5 月 4 日、11 日号。
《周刊读卖》1995 年 9 月 10 日号。

《主妇之友》1938 年 10 月号。
《主妇之友》1963 年 5 月号。
《主妇之友》1965 年 7 月号。
《主妇之友》1979 年 4 月号。
《女学世界》1908 年 4 月号。
《女学世界》1909 年 12 月号。
《日录 20 世纪 1961 年》1997 年 5 月 6 日号。
《妇女新闻》第 26 期，1900 年。
《妇女新闻》第 62 期，1901 年。
《妇人卫生杂志》第 1 期，1888 年。
《妇人卫生杂志》第 88 期，1897 年。
《妇人卫生杂志》第 89 期，1897 年。
《妇人卫生杂志》第 116 期，1899 年。
《妇人卫生杂志》第 137 期，1901 年。
《妇人卫生杂志》第 177 期，1904 年。
《妇人卫生杂志》第 184 期，1905 年。
《妇人卫生杂志》第 189 期，1905 年。
《妇人卫生杂志》第 202 期，1906 年。
《妇人卫生杂志》第 219 期，1908 年。
《妇人卫生杂志》第 245 期，1910 年。
《妇人卫生杂志》第 246 期，1910 年。
《妇人卫生杂志》第 253 期，1910 年。
《妇人卫生杂志》第 319 期，1916 年。
《妇人卫生杂志》第 323 期，1916 年。
《妇人卫生杂志》第 379 期，1926 年。
《妇人公论》1961 年 11 月号。
《妇人公论》1964 年 1 月号。
《妇人公论》1973 年 8 月号。
《妇人公论》1974 年 11 月号。
《妇人公论》1980 年 3 月号。
《妇人世界》1909 年 10 月号。
《妇人世界》1911 年 11 月号。
《妇人世界》1912 年 7 月号。
《妇人世界》1912 年 9 月号。
《妇人之友》1960 年 4 月号。
《文艺春秋》1990 年 2 月号。

[其他]

社团法人日本卫生材料工业联合会编写的材料。
卫材提供的资料。
尤妮佳提供的材料。
安妮前员工提供的资料。
三木鸡郎企划研究所提供的资料。
尤妮佳新闻稿。
花王新闻稿。
宝洁新闻稿。
日经商业在线。
日经女性在线。
《二噁英 2012》相关省厅通用小册子。
英国环境、食品和农村事务部生命周期评估报告。
花王官网。

公益社团法人日本化学会官网。

厚生劳动科学研究成果数据库。

日本子宫内膜异位症启发会议官网。

日本新药官网。

厚生劳动省药事工业生产动态统计。

大王制纸官网。

女性卫生用品相关年表

公历	和历	事件
1886	明治十九年	脱脂棉被纳入《日本药典》。
1901	明治三十四年	木下正中推出“卫生带”。
1908	明治四十一年	山田逸（子）设计的“月带”于妇人杂志刊登广告。 明治年间还有“内裤式胶皮月经带”“月衣”“安全带”等月经带上市。
约 1910		日本商家进口美国产的“维多利亚”月经带。
1913	大正二年	国产版“维多利亚”月经带上市。 大正年间还有“保护带”“妇人保护带”“皇家月经带”“视窗型围腰月经带”“喀秋莎月经裤”“天使月经带”“妇人内裤”“比诺林月经带”[1]等月经带相继问世。 另有“清洁球”“月经球”“西棉条”等脱脂棉球类产品上市。
1921	大正十年	美国金佰利克拉克公司推出全球首款纸棉女性卫生用品“高洁丝”。

1 比诺林月经带，正文未提到。

公历	和历	事件
1930	昭和五年	卷筒式脱脂棉“白牡丹”上市。 昭和初年，“好朋友月经带”“护士长月经带”“高雅月经带”“斯威塔尼亚月经带”等产品开始量产，与脱脂棉并用。
1938	昭和十三年	樱冈研究所（卫材的前身）推出“Sampon”。田边元三郎商店（田边三菱制药的前身）推出“Champon”。
1941	昭和十六年	脱脂棉在战时改为配给，纸棉应运而生。
1948	昭和二十三年	厚生省（现为厚生劳动省）将卫生棉条指定为医疗用具（现称“医疗器械”）。
1951	昭和二十六年	脱脂棉取消配给。在一次性卫生巾问世前，主流的经血处置方式为“脱脂棉 + 丁字带 / 月经带 / 弹力裤”。 兴国卫生材料株式会社推出纸棉制成的“普瑞希拉护垫”。
1961	昭和三十六年	安妮株式会社成立，安妮卫生巾上市。
1962	昭和三十七年	安妮、Kemika[1]、兴国卫生材料、东洋卫生材料、日本特殊纸工、百合商会[2]、月神制造共同设立“日本卫生纸棉协会”（1968 年升级为“日本纸棉座谈会”，后发展为“全国纸制卫生材料工业会”）。

1　Kemika，正文未提到，也没有查到相关信息。

2　百合商会，正文未提到，也没有查到相关信息。

公历	和历	事件
1963	昭和三十八年	大成化工株式会社（尤妮佳的前身）开始生产销售卫生巾。
1964	昭和三十九年	卫材推出导管式卫生棉条“Cellopon”。 安妮因卫生巾生产工序违反《药事法》被勒令停产 1 周。
1965	昭和四十年	大成化工创办女性卫生用品销售公司“Charm”。
1966	昭和四十一年	厚生省（现为厚生劳动省）公布“月经处理用品标准”（2008 年废止，改为都道府县知事批准的“月经处理用品制造销售认可标准”）。
1968	昭和四十三年	中央物产开始销售从美国进口的“丹碧丝卫生棉条”。 安妮推出“安妮卫生棉条 o.b.”。 卫材、中央物产、十条金佰利、安妮共同设立“卫生棉条协议会”（后因卫材与中央物产加入“日本卫生纸棉协会”解散）。
1971	昭和四十六年	三美电机转让安妮股份。
1973	昭和四十八年	卫生巾的原材料因石油危机从纸棉切换至棉浆，厚度随之减半。
1974	昭和四十九年	Charm 改名为尤妮佳，开始生产销售卫生棉条。
1976	昭和五十一年	尤妮佳推出轻薄型卫生巾“迷你 Charmnap”。
1978	昭和五十三年	第一卫材（“迷你 Starnap”）和花王（“乐而雅”）推出了将高吸水性聚合物应用于吸收体的轻薄型卫生巾。

公历	和历	事件
20 世纪 70 年代末		美国卫生棉条使用者罹患 TSS（中毒性休克综合征）。
1980	昭和五十五年	安妮成为狮王子公司。
1982	昭和五十七年	尤妮佳推出立体剪裁型卫生巾“苏菲”。 大王制纸开始生产卫生巾。
1986	昭和六十一年	宝洁推出使用“干爽网面”的“护舒宝”。
1993	平成五年	安妮并入狮王。
1995	平成七年	尤妮佳推出立体护围结构的“Charm Body Fit”卫生巾。
2001	平成十三年	“丹碧丝卫生棉条”退出日本市场。
2003	平成十五年	卫材中止卫生棉条业务。
2004	平成十六年	花王推出采用高透气性无纺布的“乐而雅 F”。
2007	平成十九年	尤妮佳推出采用 FCL 面层的“苏菲温柔肌”。 宝洁推出采用“速干云柔表层”的“护舒宝云感系列”。
2012	平成二十四年	宝洁推出采用“Lacto Flex”的“护舒宝 Cosmo 吸收”。
2013	平成二十五年	尤妮佳将卫生棉条产品整合至“苏菲”品牌。
2018	平成三十年	宝洁退出日本女性卫生用品市场。

安妮广告资料

1962 年

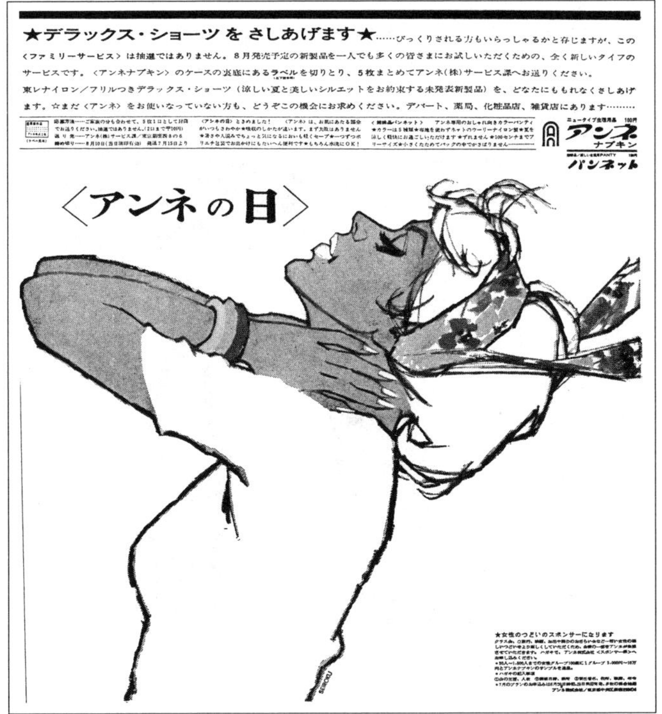

安妮日

“安妮倾情赞助姐妹会”：以分发样品为条件，向 30 至 1500 人规模的女性集会提供 5000 到 10 万不等的茶水费。

“姐妹品 全新的经期专用裤 网纱安全裤”，共有 5 种颜色。均码，可拉伸至 100 厘米。

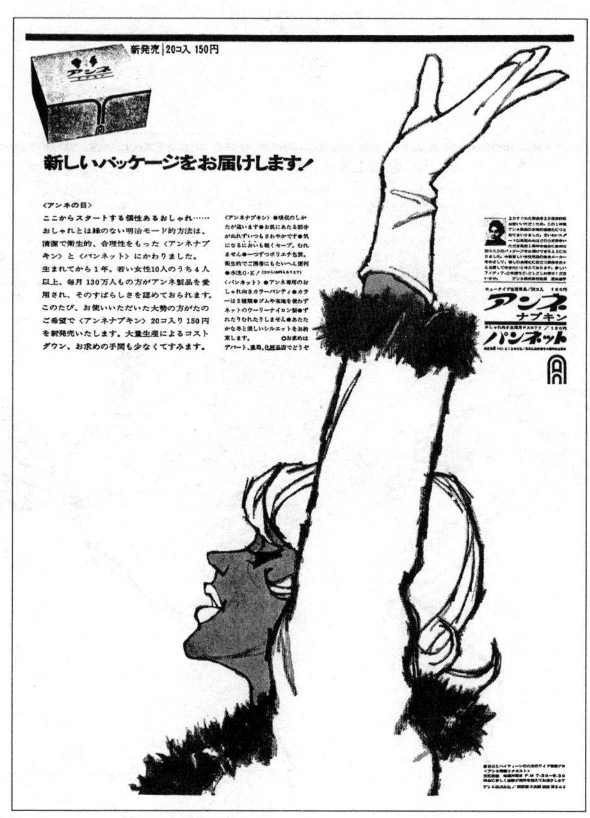

新包装登场！

安妮上市 1 年后，市场调查显示年轻女性的使用率突破 40%。安妮在原有的 12 片装（每盒 100 日元）的基础上推出了 20 片装（每盒 150 日元）。广告附有泰子的照片，外加写给消费者的 1 周年谢词。当时安妮还推出了一档名为“BG（引用者注：Business Girl 的缩写）与青少年的音乐专题秀‘安妮电话点播’”的广播节目（文化放送，每周二晚 7 点半至 8 点半）。

1963 年

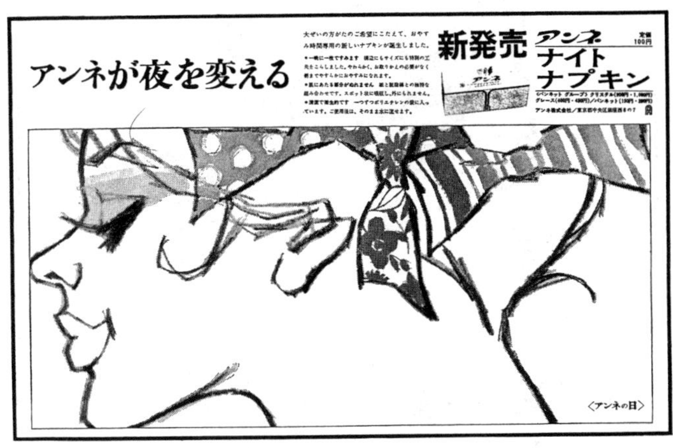

安妮改变夜晚

“新上市 安妮夜用卫生巾 5 片装 100 日元”

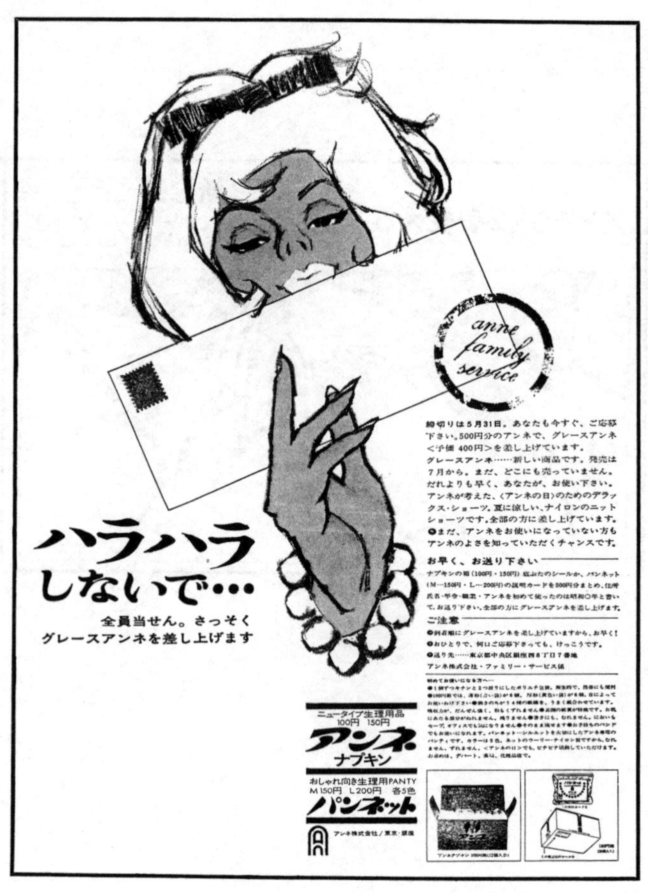

再也不用提心吊胆……

新款经期专用裤“格蕾丝安妮”问世。网纱安全裤依然有售。

起初为均码，后推出 M 码与 L 码。

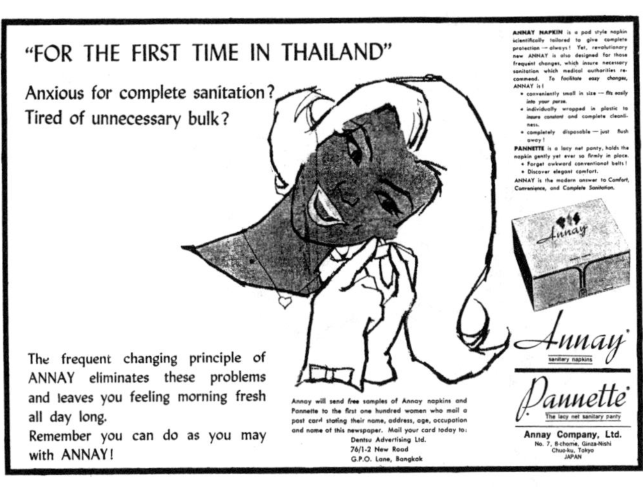
"FOR THE FIRST TIME IN THAILAND"
Anxious for complete sanitation? Tired of unnecessary bulk?
ANNAY NAPKIN is a pad style napkin scientifically tailored to give complete protection — always! Yet, revolutionary new ANNAY is also designed for those frequent changes, which insure necessary sanitation which medical authorities recommend. To facilitate easy changes, ANNAY is!
• conveniently small in size — fits easily into your purse.
• individually wrapped in plastic to insure constant and complete cleanliness.
• completely disposable — just flush away!
PANNETTE is a lacy net panty, holds the napkin gently yet ever so firmly in place.
• Forget awkward conventional belts!
• Discover elegant comfort.
ANNAY is the modern answer to Comfort, Convenience, and Complete Sanitation.
Annay
Annay
sanitary napkins
Pannette
The lacy net sanitary panty
Annay Company, Ltd.
No. 7, 8-chome, Ginza-Nishi
Chuo-ku, Tokyo
JAPAN
The frequent changing principle of ANNAY eliminates these problems and leaves you feeling morning fresh all day long.
Remember you can do as you may with ANNAY!
Annay will send free samples of Annay napkins and Pannette to the first one hundred women who mail a post card stating their name, address, age, occupation and name of this newspaper. Mail your card today to:
Dentsu Advertising Ltd.
76/1-2 New Road
G.P.O. Lane, Bangkok

FOR THE FIRST TIME IN THAILAND

安妮卫生巾与网纱安全裤于泰国上市。

第 6 届日本杂志广告奖 铅板印刷部门第 1 名

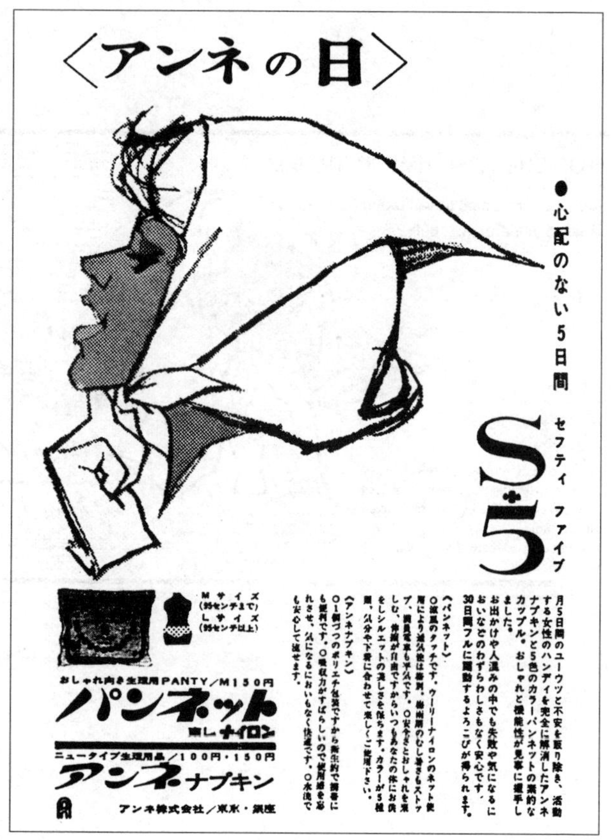

无须担心的 5 天：Safety Five

“安妮卫生巾与 5 色网纱安全裤联袂出击，解决每月 5 天的郁闷和担忧，让女性的生活不再受限。”

1964年

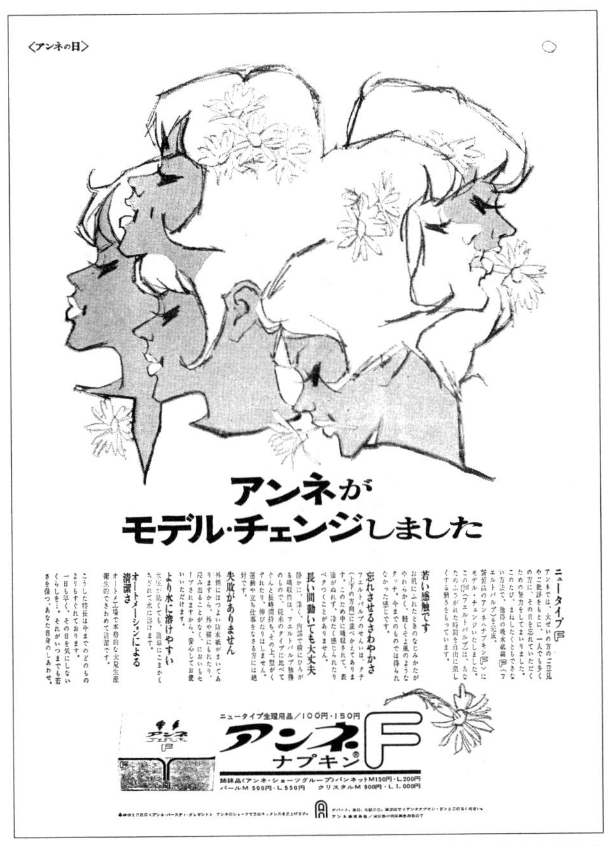

图中大字：安妮升级换代

安妮卫生巾 F

“毛毡浆”全新问世，吸收力显著提升。

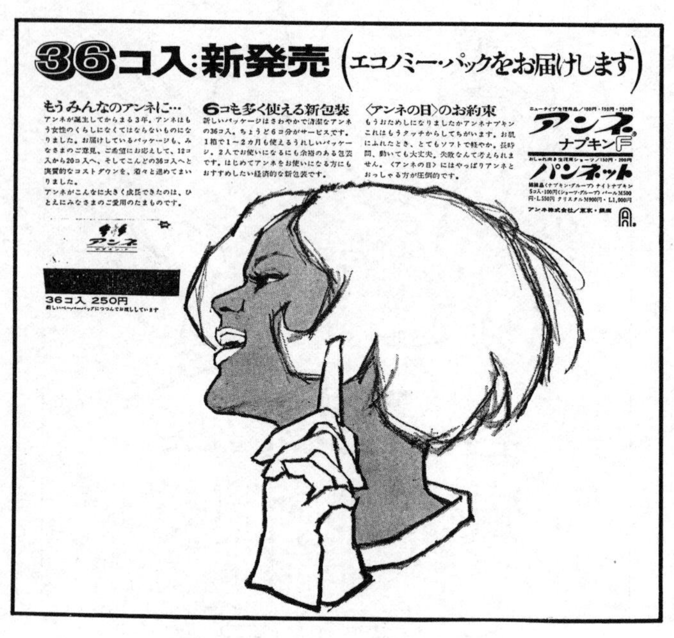

实惠装全新上市

在 12 片装、20 片装的基础上推出 36 片装。

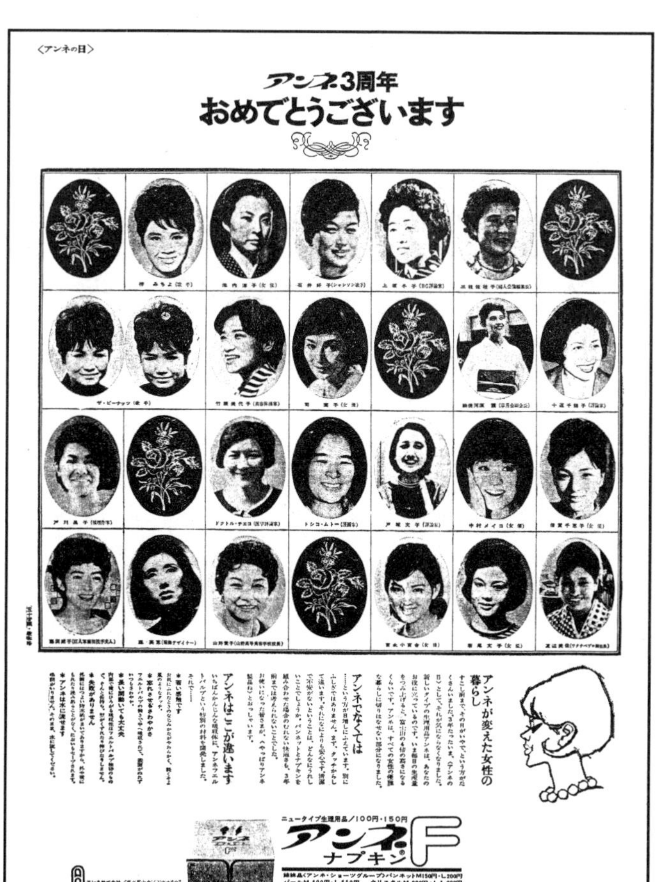
〈アンネの日〉
アンネ3周年
おめでとうございます
アンネが変えた女性の暮らし
アンネでなくては
アンネはここが違います
ニュータイプ生理用品／100円・150円
アンネナプキンF
姉妹品〈アンネ・ショーツグループ〉パンネットM150円・L200円
パールM 500円・L550円　クリスタルM 900円・L1,000円

喜迎安妮3周年

23位各界女性名人（包括梓美千代[1]、池内淳子[2]、上坂冬子[3]、The Peanuts[4]、司叶子[5]、户川昌子[6]、千惠子医生、中村may子[7]、倍赏千惠子[8]、森英惠[9]、山野爱子[10]、吉永小百合[11]等）的大头照拼成的整版广告。“直到不久前，还有很多人在为那几天的到来发愁。3年过后，‘安妮日’不再是烦恼了。”“如今每天出厂的产品堆起来足有富士山的4倍高。”“安全裤与卫生巾的组合透气清爽，带来了3年前想象不出的舒适。”

---

1 梓美千代（1943—2020），宝塚中途退学的著名歌手。

2 池内淳子（1933—2010），著名影星。

3 上坂冬子（1930—2009），纪实作家。

4 The Peanuts，双胞胎伊藤姐妹组成的歌唱组合。

5 司叶子（1934— ），著名影星，曾与小津安二郎、成濑干雄、黑泽明等导演合作。

6 户川昌子（1931—2016），推理小说作家、歌手。凭借《幻影之城》获得江户川乱步奖。

7 中村may子（1934—2023），影星、歌手，本名神津五月。

8 倍赏千惠子（1941— ），影星，在电影《寅次郎的故事》中饰演妹妹。

9 森英惠（1926—2022），时尚设计师。

10 山野爱子（1909—1995），美发师，日本美容界先驱。

11 吉永小百合（1945— ），著名影星，4度荣获日本电影金像奖最佳女主角。

第 7 届日本杂志广告奖 铅板印刷部门第 1 名

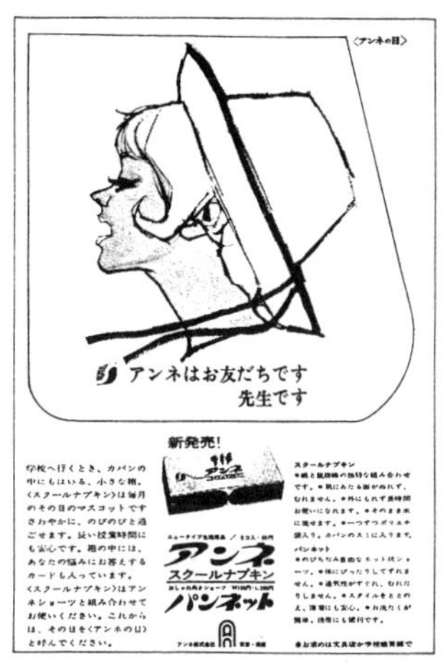

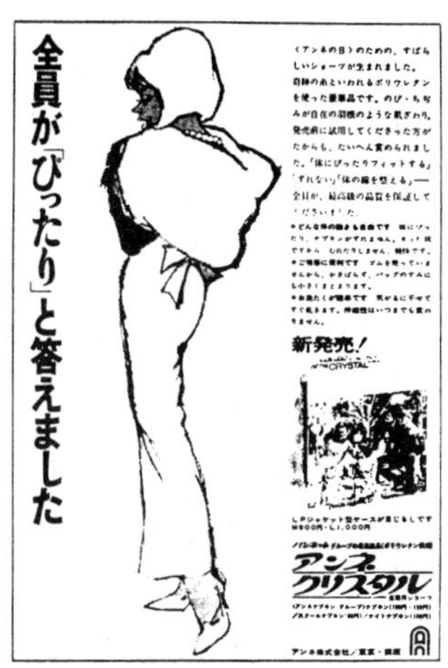

安妮是良师益友

“上学时也能放进书包的小盒子。‘校园卫生巾’是每月那几天的守护神。清爽舒心，自由自在。长时间听课也不怕。盒中还有为你排忧解难的卡片。”（文具店与学校小卖部有售）

人人都说刚刚好

以新素材打造的经期专用裤“安妮水晶”粉墨登场。包装神似 LP 唱片盒。M 码 900 日元，L 码 1000 日元。

1965年

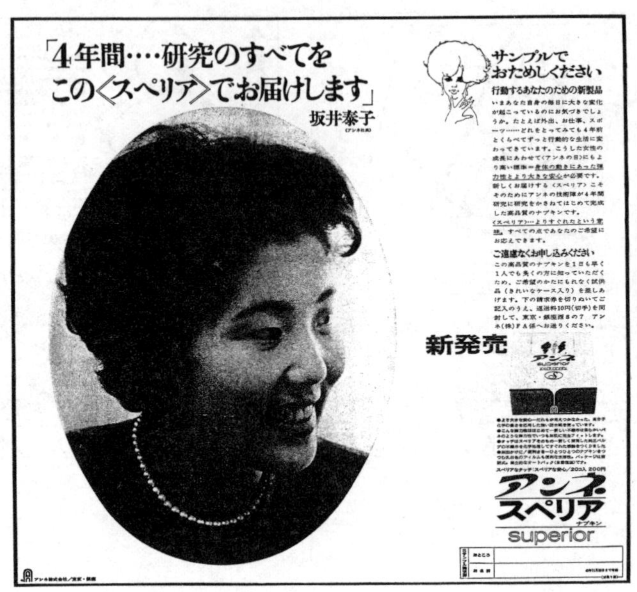

这款“Superior”是4年研究的心血结晶　坂井泰子

配以泰子笑容满面的大幅照片。

受违反《药事法》被勒令停产一事的影响，1965年后的广告都加了一句“采用卫生的自动包装”。

第 8 届日本杂志广告奖 铅板印刷部门第 2 名

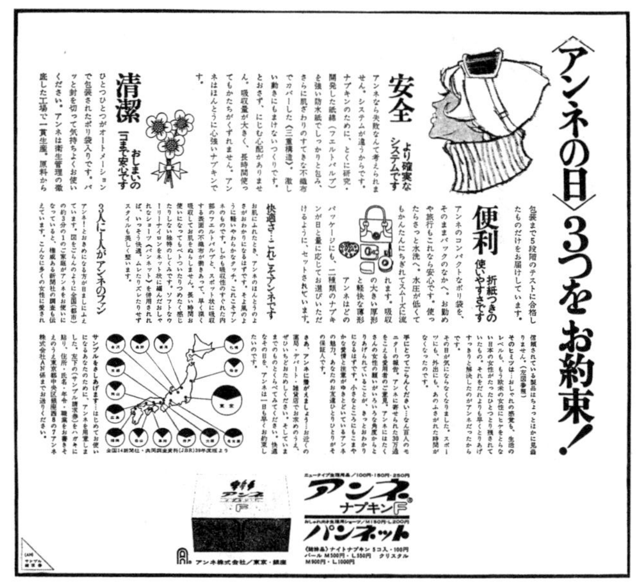

“安妮日”的 3 个承诺！

“安全”“清洁”“便利”
“日本女性的时尚意识和生活水平已毫不逊色于欧美女性，唯独一点有待赶超。率先解决这个问题的正是安妮。”
“数百位使用者的反馈、30 万封用户来信……用过之后，定能体会到安妮从各个角度听取了广大女性的心声。”

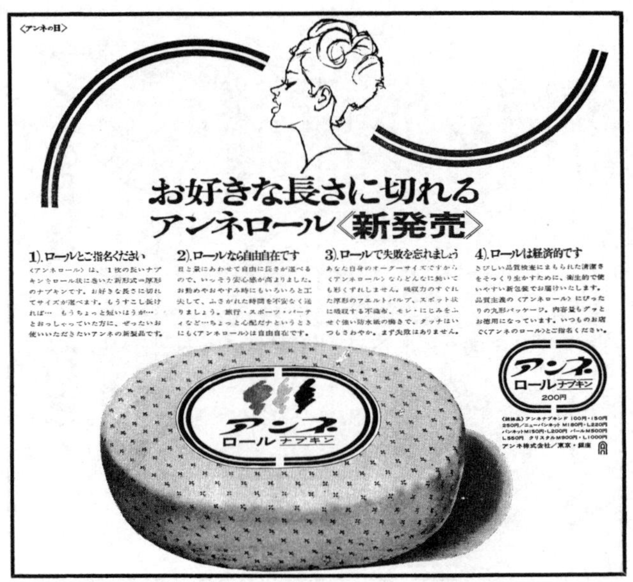

想要多长裁多长 安妮卷“新上市”！

新品“安妮卷”是为应对市面上出现的廉价仿品推出的低成本产品。将一整条卫生巾做成卷筒状，使用时裁剪成自己想要的长度即可。但其外型神似纺锤形面包，在公司内部也是差评如潮，据说泰子见了都皱眉头，最终因销量不佳停产（出自对安妮前员工的访谈）。

1966年

第9届日本杂志广告奖 铅板印刷部门第1名

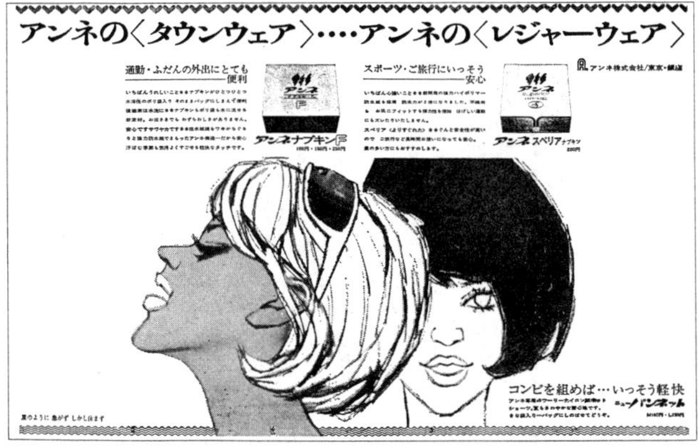

安妮的“出街装”，安妮的“休闲装”

出街装定位的“安妮卫生巾F”和休闲装定位的“安妮 Superior”。

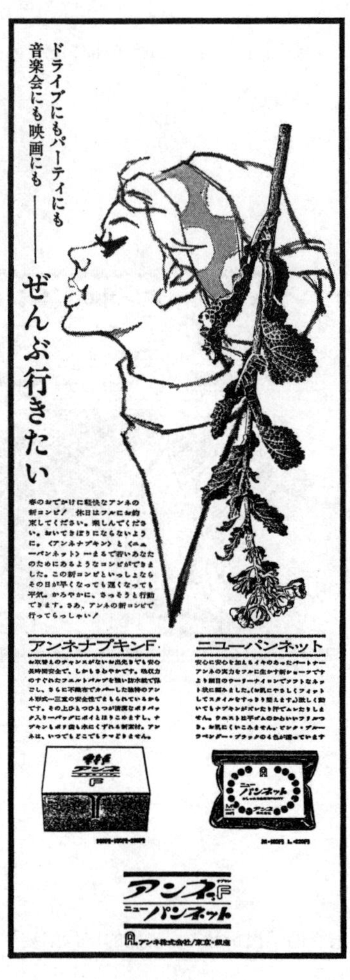

兜风、派对、音乐会、电影院……
统统都想去

1967 年

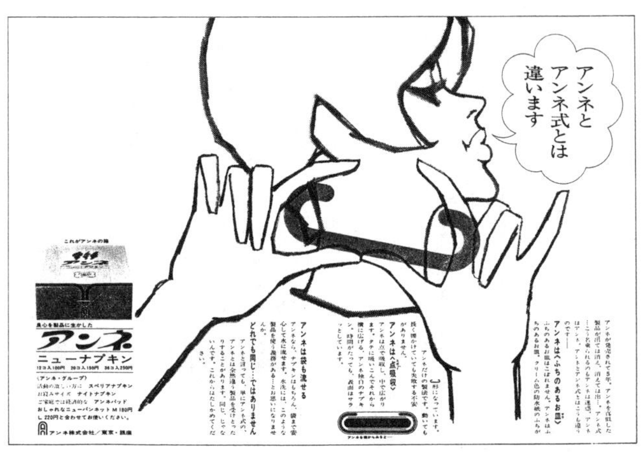

安妮不等于“安妮式”

其他厂商相继推出安妮卫生巾的近似产品。对安妮而言，“安妮”成为女性卫生用品的代名词当然是可喜的，但不少店家会在女性消费者说“来一盒安妮”时拿出其他厂商的近似产品。这则广告便点明了这一问题（出自对安妮前员工的访谈）。

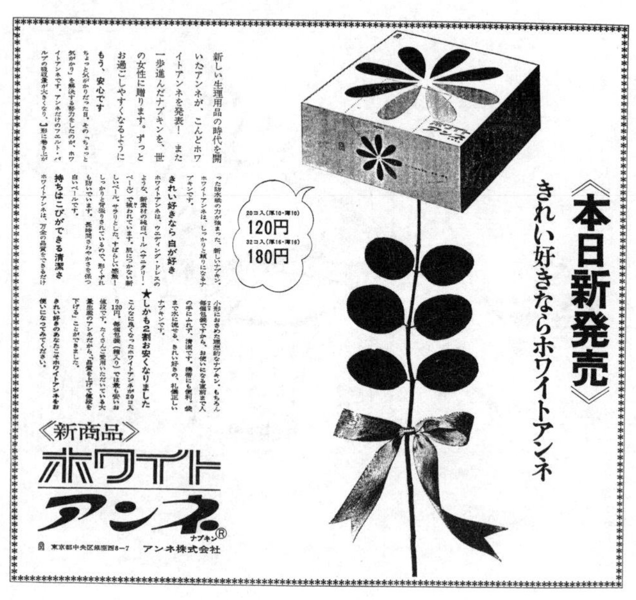

"今日全新上市"

白安妮，适合爱干净的你

20 片装 120 日元，32 片装 180 日元。

第 10 届日本杂志广告奖 铅板印刷部门第 1 名

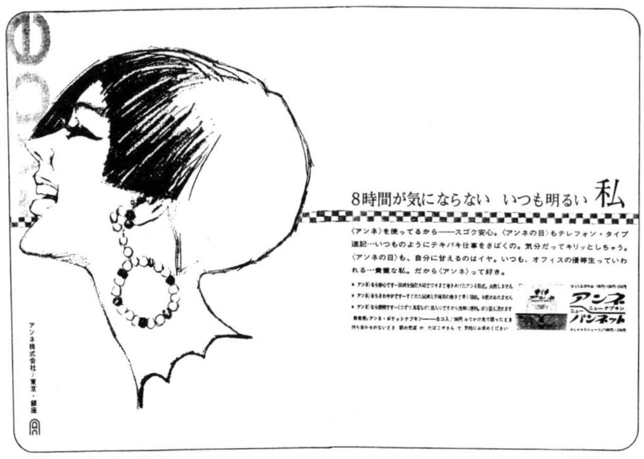

8 小时无感 阳光开朗的我一如往常

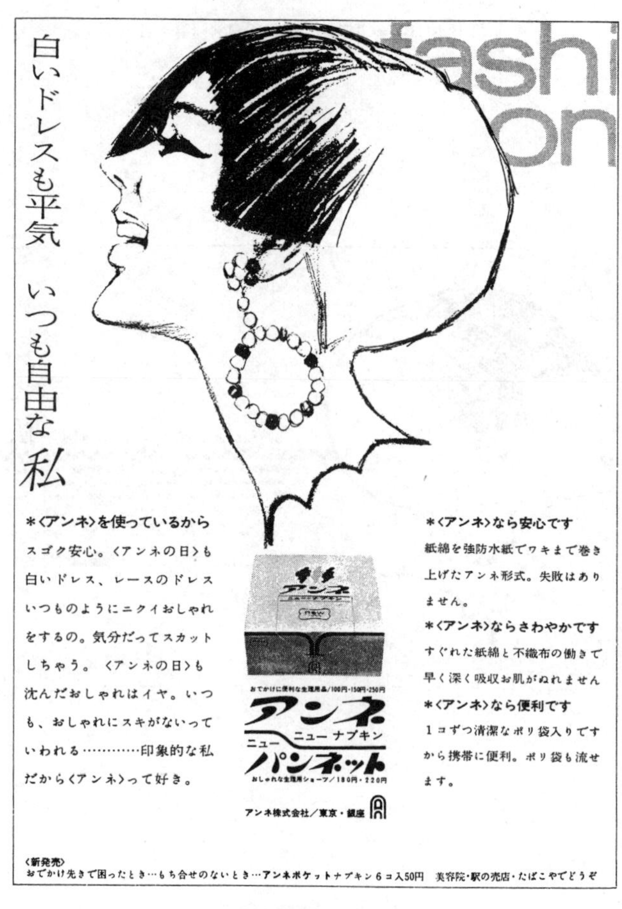

大胆穿白裙 时刻自由自在

“‘新上市’出门在外，小问题不期而至，手头却没有卫生巾……安妮口袋卫生巾6片装50日元，美发店、车站小卖部、烟纸店有售。”

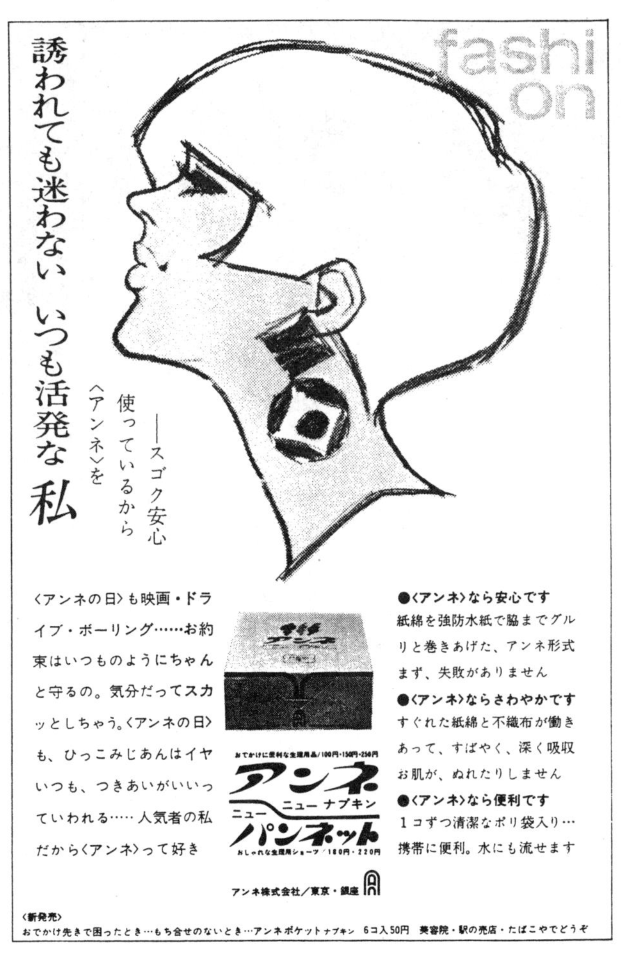

尽情赴约 那几天照样活力充沛

第 10 届日本杂志广告奖 铅板印刷部门第 1 名

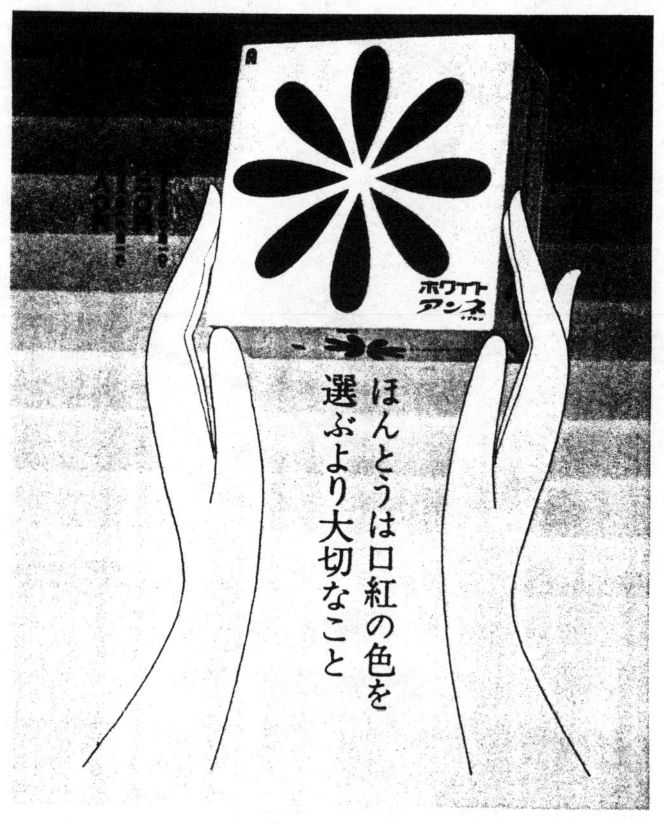
ホワイトアンネ
ほんとうは口紅の色を
選ぶより大切なこと

比选口红色号更重要

在这一时期，安妮的广告语逐渐从“开门见山”转型为“优雅精练”。

1968 年

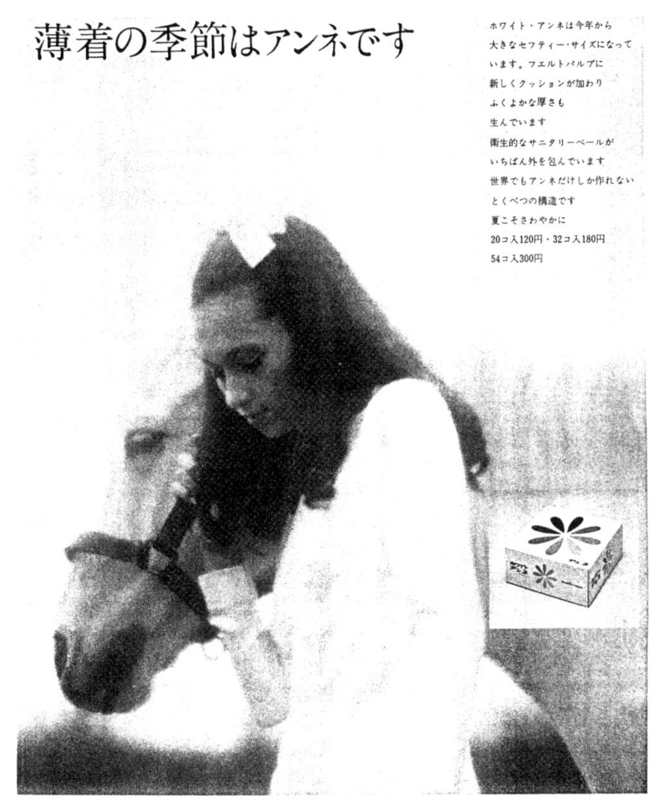

薄着の季節はアンネです
ホワイト・アンネは今年から
大きなセフティー·サイズになって
います。フエルトパルプに
新しくクッションが加わり
ふくよかな厚さも
生んでいます
衛生的なサニタリーベールが
いちばん外を包んでいます
世界でもアンネだけしか作れない
とくべつの構造です
夏こそさわやかに
20コ入120円・32コ入180円
54コ入300円

衣着单薄的季节，请认准安妮

此后插图逐渐为女性模特图取代。

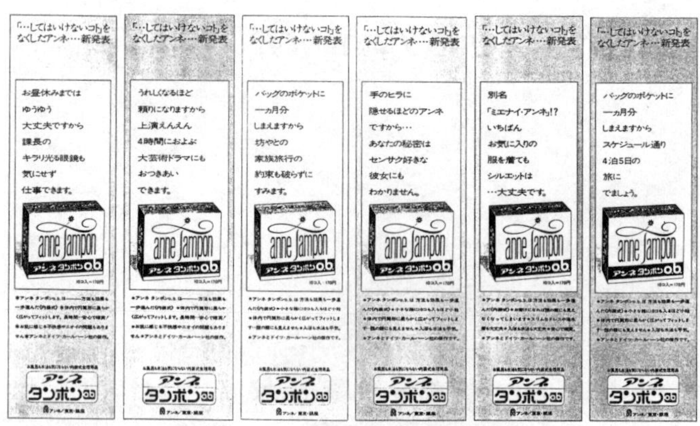

消灭“不可以”的安妮

安妮与德国的卡尔·哈恩公司开展技术合作，共同推出了“安妮卫生棉条 o.b.”。

“o.b.”为德语“ohne binde（无须卫生巾）”的缩写。10 支装 170 日元。

“泡澡游泳都不怕……内置式卫生用品。”

“数百万欧美女性力荐。”

可向安妮索取试用品。

各版广告内容如下：

“用到午休也不成问题，可以专心工作，不用再顾忌课长的目光。”

“可靠得让人心花怒放，演出时间长达 4 小时的艺术剧都能放心看。”

“小巧得能藏在手心里……爱八卦的她也看不出来。”

“把够用 1 个月的装在手提包的口袋里，按计划享受 5 天 4 夜的旅行。”

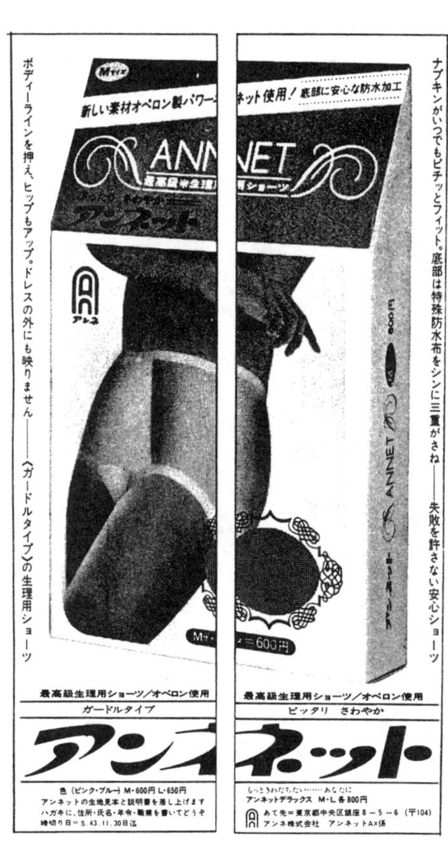

安妮收腹裤

新上市的收腹裤型经期专用裤。M 码 600 日元，L 码 650 日元。

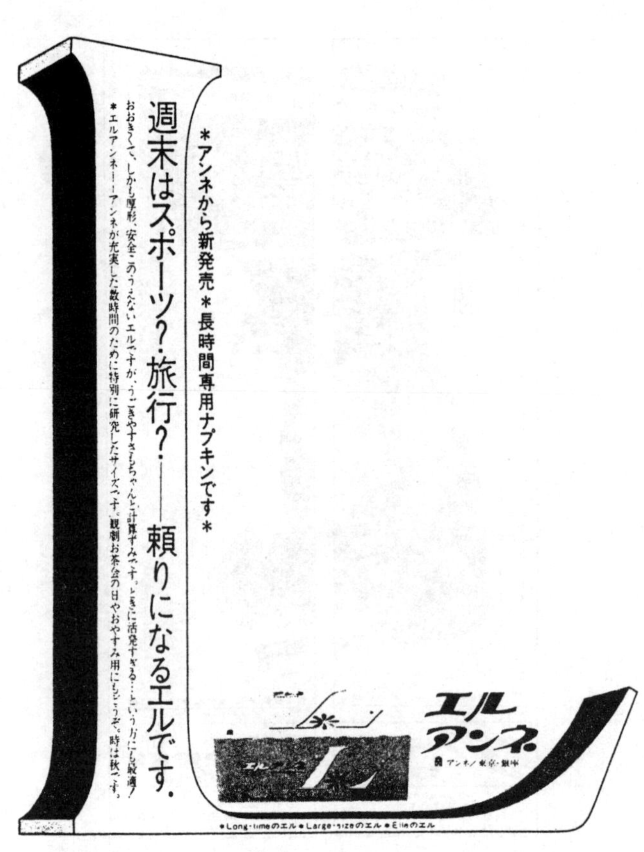

＊アンネから新発売＊長時間専用ナプキンです＊
週末はスポーツ?・旅行?——頼りになるエルです.
おおきくて、しかも厚形、安全このうえないエルですが、うごきやすさもちゃんと計算ずみです。ときに活発すぎる…という方にも最適!
＊エルアンネ!!アンネが充実した数時間のために特別に研究したサイズです。観劇お茶会の日やおやすみ用にもどうぞ。時は秋です。
エル
アンネ
•Long-timeのエル•Large-sizeのエル•Elleのエル

周末是运动还是旅游？——请选择靠得住的 L。

长时间专用卫生巾“L”全新上市。

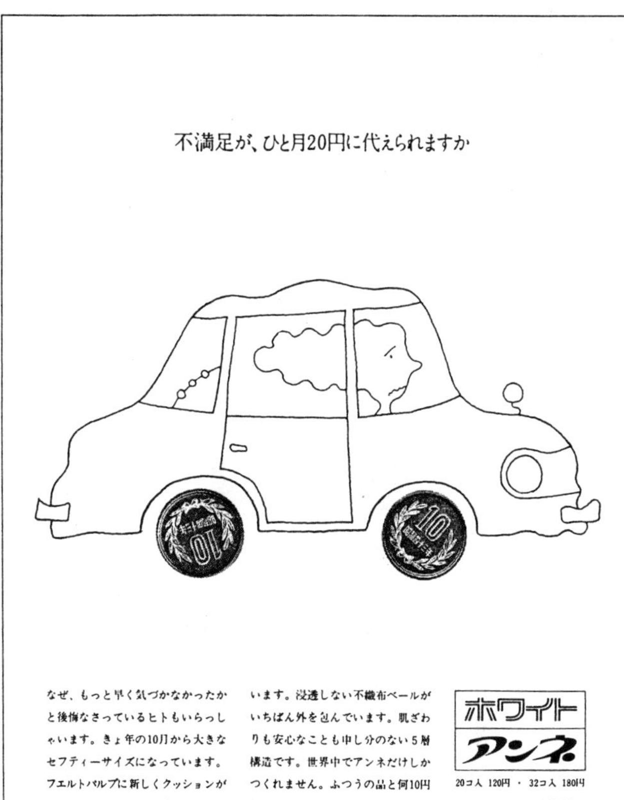

每月省出的 20 日元足以弥补你的不满吗?

针对其他厂商廉价仿品的广告（出自对安妮前员工的访谈）。

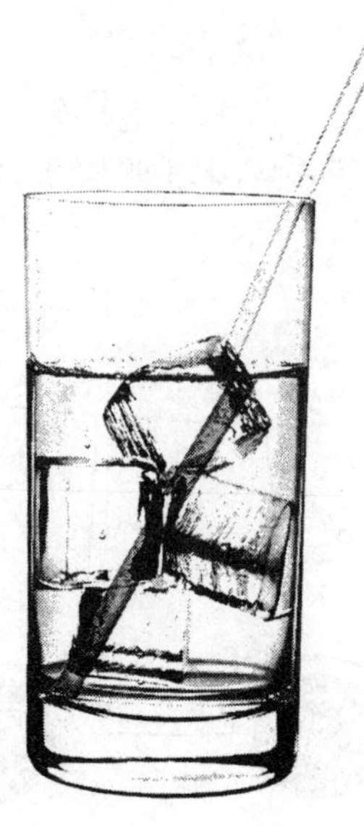
お茶代をひと月たった1回、節約しませんか？
アンネは、世界で初めて創作された〈女性のための傑作〉、その後アンネのようなものが続出したのに、追いつけません。ひと月、わずか何10円かの違いで、あなた自身をゼイタクにいたわれます。〈アンネの日〉を忘れてしまうくらい快調。今年から
大きなセフティーサイズになりましたフエルトパルプに新しいクッション層が加わり、ふくよかな厚さになっています。独特のサニタリーベールが外を包んでもいます。肌ざわりのよさや安心なことも申し分のない5層構造です。すがすがしい夏をどうぞ
デリケートなあなたの
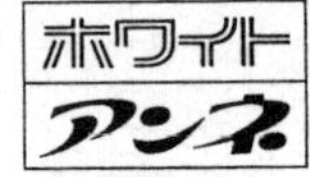
ホワイト
アンネ
20コ入 120円・32コ入 180円
54コ入 300円・アンネ株式会社

何不每月少喝 1 杯茶?

“安妮是全球首创的‘专为女性服务的杰作’,（中略）每月只需几十块，便能给予自己奢侈的呵护。”

1969 年

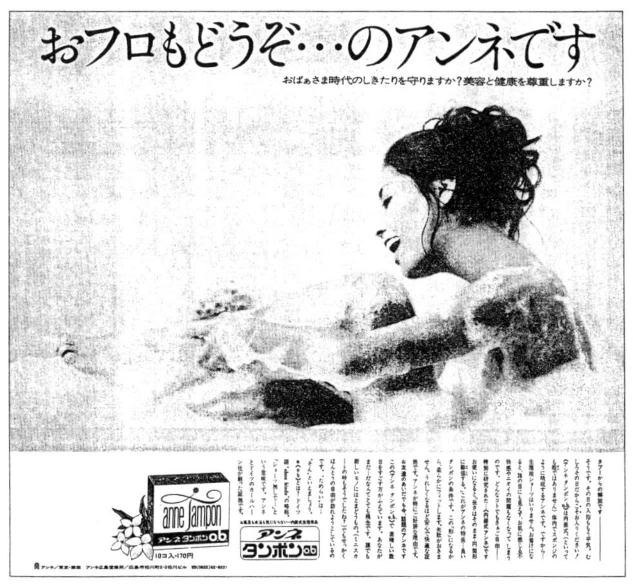

おフロもどうぞ…のアンネです
おばあさま時代のしきたりを守りますか？美容と健康を尊重しますか？
anne tampon
アンネタンポン o.b.
10コ入・170円
アンネ
タンポン o.b.

泡澡时也能用安妮——还守着奶奶辈的规矩呢？
何不尊重美容与健康？

“打破禁忌——没错，那几天也能照常泡澡。那几天才更应该泡澡！”
“真正的自由近在咫尺。再犹豫就要吃大亏了！”

第 12 届日本杂志广告奖 铅板印刷部门第 1 名

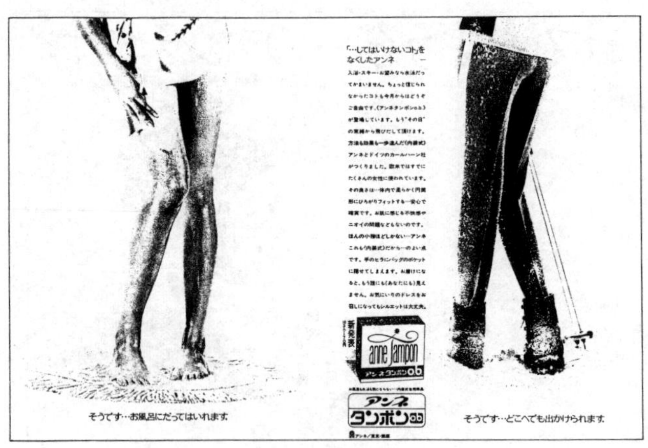

没错……那几天也可以照样泡澡。
没错……那几天也可以尽情出门。

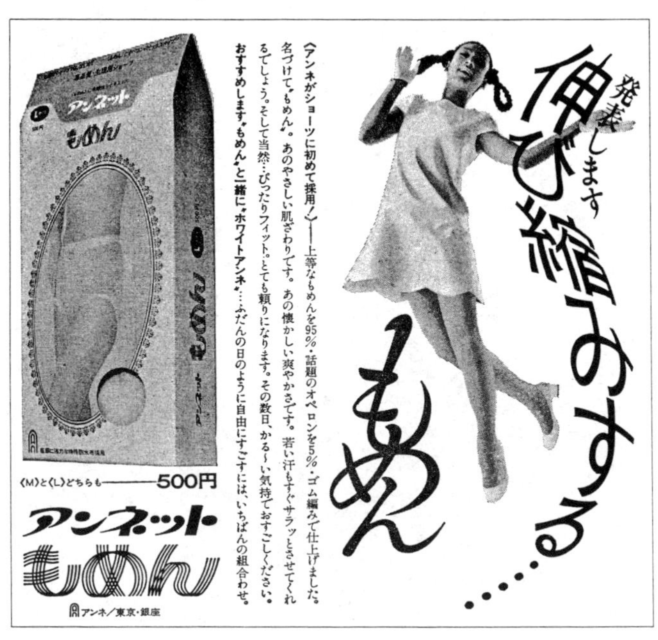

新发布 弹性十足的……棉

"棉布版安妮收腹裤"新上市。M 码、L 码均为 500 日元。

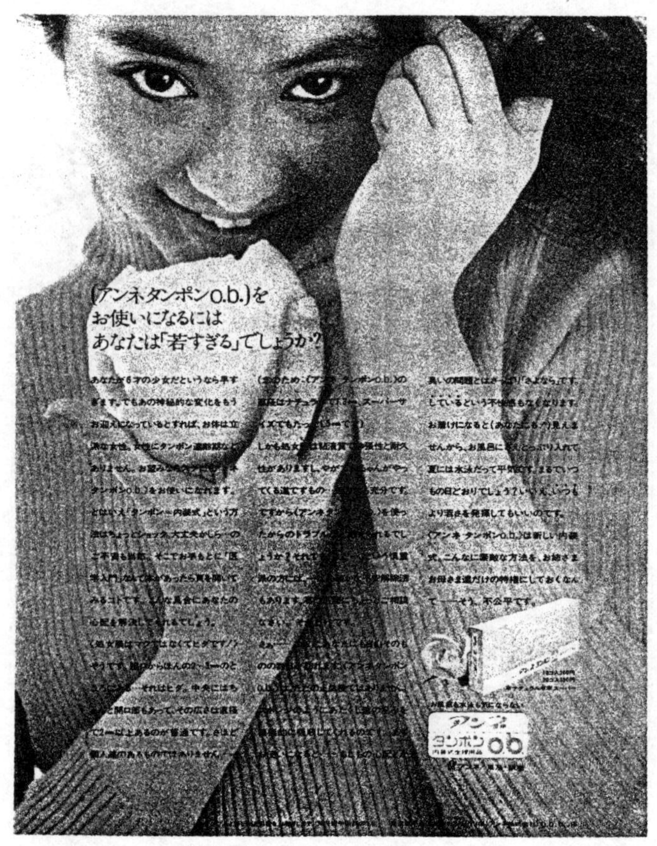

现在用“安妮卫生棉条 o.b.”是不是“太早了”？

“如果你是个 6 岁的小姑娘，那确实太早了。可既然已经迎来了那种神秘的变化，那就说明你的身体已经成熟了。卫生棉条没有‘适龄期’一说。（中略）‘处女膜不是膜，而是皱褶！’没错，就是长在距离阴道口 2~3 毫米处的皱褶。（中略）而且处女膜是黏膜组织，兼具弹性和韧性。（中略）怎么能让姐姐们、妈妈们独享这么美妙的方法——这就是不公平。”

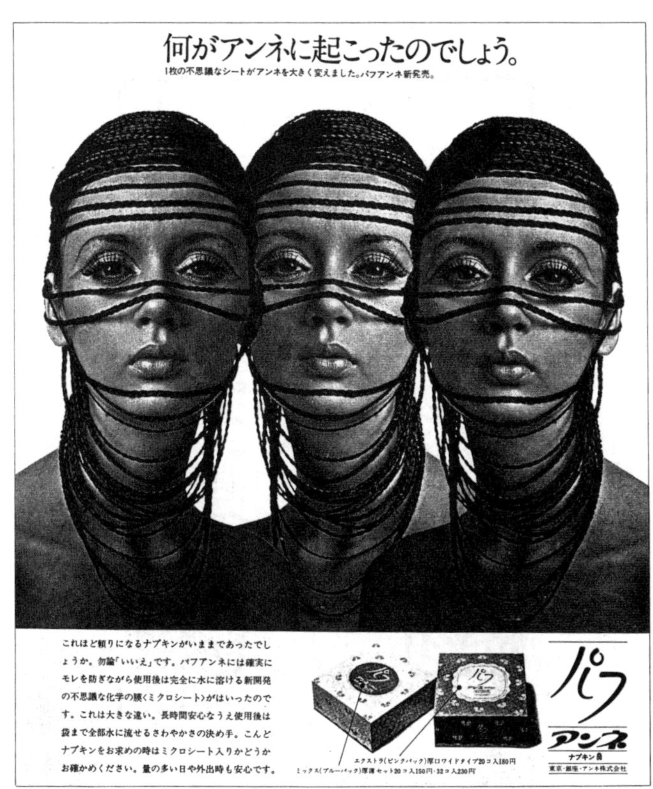

安妮发生了什么？——1片不可思议的薄膜让安妮大变样。
网膜安妮全新上市。

〰

采用新研制的“微网膜”。

安妮收腹裤 女性历史系列

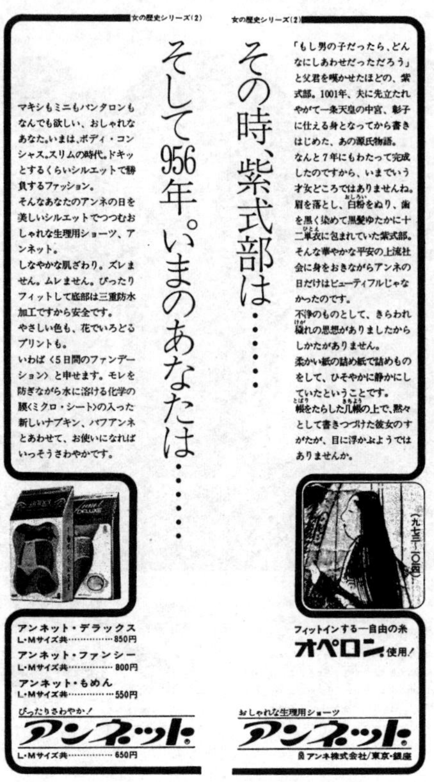

当年紫式部……

平安时代，人们视月经为污秽，经期女性必须谨言慎行。

【956年后的你……】

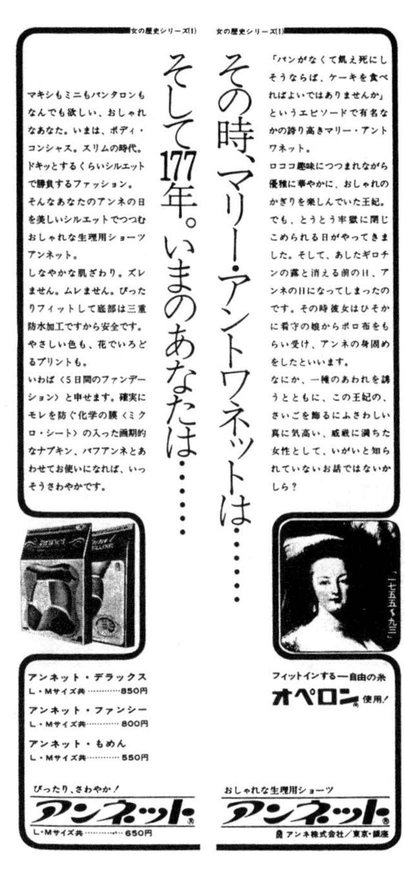
女の歴史シリーズ(1)
その時、マリー・アントワネットは……
「パンがなくて飢え死にしそうならば、ケーキを食べればよいではありませんか」というエピソードで有名なかの誇り高きマリー・アントワネット。
ロココ趣味につつまれながら優雅に華やかに、おしゃれのかぎりを楽しんでいた王妃。
でも、とうとう牢獄に閉じこめられる日がやってきました。そして、あしたギロチンの露と消える前の日、アンネの日になってしまったのです。その時彼女はひそかに看守の娘からボロ布をもらい受け、アンネの身固めをしたといいます。
なにか、一種のあわれを誘うとともに、この王妃の、さいごを飾るにふさわしい真に気高い、威厳に満ちた女性として、いがいと知られていないお話ではないかしら？
一七五五〜九三
フィットインする一自由の糸
オペロン使用！
おしゃれな生理用ショーツ
アンネット
アンネ株式会社／東京・銀座
女の歴史シリーズ(1)
そして177年。いまのあなたは……
マキシもミニもパンタロンもなんでも欲しい、おしゃれなあなた。いまは、ボディ・コンシャス。スリムの時代。ドキッとするくらいシルエットで勝負するファッション。
そんなあなたのアンネの日を美しいシルエットでつつむおしゃれな生理用ショーツアンネット。
しなやかな肌ざわり。ズレません。ムレません。ぴったりフィットして底部は三重防水加工ですから安全です。
やさしい色も、花でいろどるプリントも。
いわば〈5日間のファンデーション〉と申せます。確実にモレを防ぐ化学の膜〈ミクロ・シート〉の入った画期的なナプキン、パフアンネとあわせてお使いになれば、いっそうさわやかです。
アンネット・デラックス
L・Mサイズ共……………850円
アンネット・ファンシー
L・Mサイズ共……………800円
アンネット・もめん
L・Mサイズ共……………550円
ぴったり、さわやか！
アンネット
L・Mサイズ共……………650円

当年玛丽 · 安托瓦内特……

相传玛丽·安托瓦内特在被处决的前一天来了月经，狱卒的女儿偷偷给了她几块破布。

【177 年后的你……】

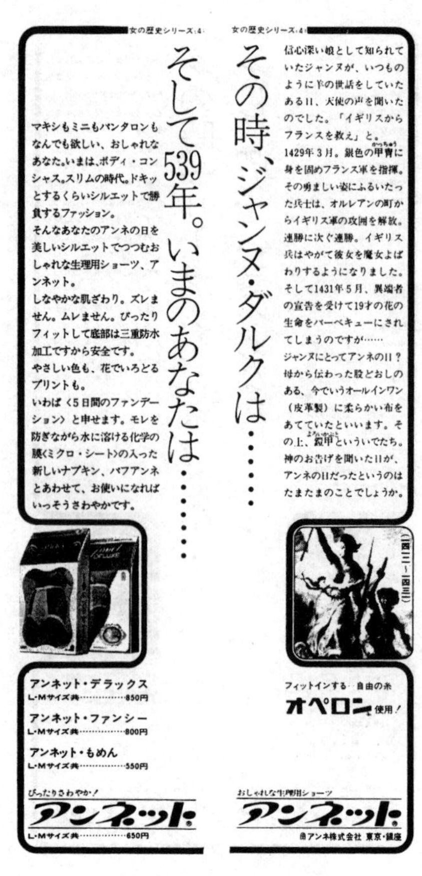

女の歴史シリーズ:4
その時、ジャンヌ・ダルクは……
信心深い娘として知られていたジャンヌが、いつものように羊の世話をしていたある日、天使の声を聞いたのでした。「イギリスからフランスを救え」と。
1429年3月。銀色の甲冑に身を固めフランス軍を指揮。その勇ましい姿にふるいたった兵士は、オルレアンの町からイギリス軍の攻囲を解放。連勝に次ぐ連勝。イギリス兵はやがて彼女を魔女よばわりするようになりました。そして1431年5月、異端者の宣告を受けて19才の花の生命をバーベキューにされてしまうのですが……
ジャンヌにとってアンネの日？母から伝わった股どおしのある、今でいうオールインワン（皮革製）に柔らかい布をあてていたといいます。その上、鎧甲といういでたち。神のお告げを聞いた日が、アンネの日だったというのはたまたまのことでしょうか。
（一四一二～一四三一）
フィットインする　自由の糸
オペロン使用！
おしゃれな生理用ショーツ
アンネット
アンネ株式会社 東京・銀座
女の歴史シリーズ:4
そして539年。いまのあなたは……
マキシもミニもパンタロンもなんでも欲しい、おしゃれなあなた。いまは、ボディ・コンシャス。スリムの時代。ドキッとするくらいシルエットで勝負するファッション。
そんなあなたのアンネの日を美しいシルエットでつつむおしゃれな生理用ショーツ、アンネット。
しなやかな肌ざわり。ズレません。ムレません。ぴったりフィットして底部は三重防水加工ですから安全です。
やさしい色も、花でいろどるプリントも。
いわば〈5日間のファンデーション〉と申せます。モレを防ぎながら水に溶ける化学の膜〈ミクロ・シート〉の入った新しいナプキン、パフアンネとあわせて、お使いになればいっそうさわやかです。
アンネット・デラックス
L・Mサイズ共……850円
アンネット・ファンシー
L・Mサイズ共……800円
アンネット・もめん
L・Mサイズ共……550円
ぴったりさわやか！
アンネット
L・Mサイズ共……650円

当年圣女贞德……

“相传圣女贞德用的是母亲传下来的开裆紧身衣，外面再穿铠甲。听到神谕的那一天恰好是安妮日，这真的只是巧合吗？”

【539 年后的你……】

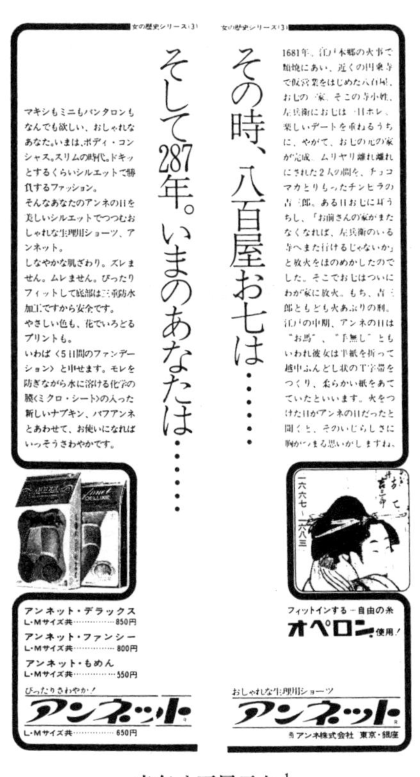

当年八百屋于七[1]

"江户中期，安妮日被称为'马儿''无手'。于七来月经时也只得折叠手纸，做成形似越中兜裆布的丁字带，再垫上软纸。"

【287 年后的你……】

1 八百屋于七，以"于七火灾"闻名的少女，蔬菜店的女儿。她因城中发生大火离家避难，借住时结识了一位少年并与之相爱。蔬菜店重建后，她不得不与爱人分开。为了再见爱人，她就一把火烧了自家的店。

1971 年

第 13 届日本杂志广告奖 多色印刷部门第 2 名

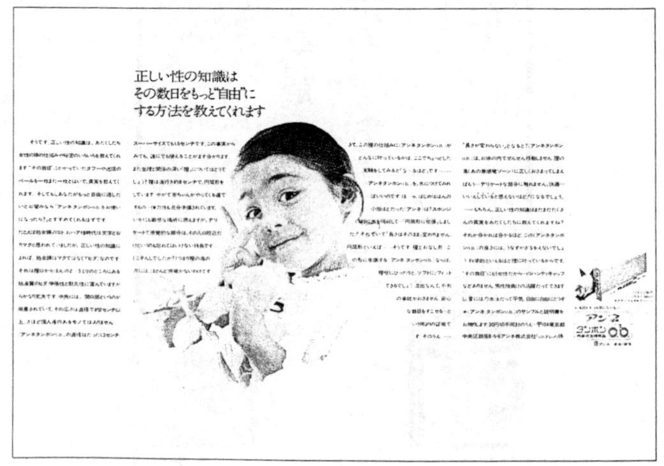

传授正确的性知识和让那几天更“自由”的方法

“一层层揭开关于‘那几天’的禁忌与迷信，将真相呈现在公众眼前。（中略）从此告别身为女性的制约。”

图书在版编目（CIP）数据

女性卫生用品的社会史 /（日）田中光著；曹逸冰译 . -- 长沙：湖南文艺出版社，2025. 2. -- ISBN 978-7-5726-2158-1

Ⅰ . R168-093.13

中国国家版本馆 CIP 数据核字第 2024SK4431 号

SEIRI YOHIN NO SHAKAISHI

©Hikaru Tanaka 2013, 2019

First published in Japan in 2019 by KADOKAWA CORPORATION, Tokyo. Simplified Chinese translation rights arranged with KADOKAWA CORPORATION, Tokyo through CREEK & RIVER Co., Ltd.

著作权合同登记号：18-2023-286

女性卫生用品的社会史

NÜXING WEISHENG YONGPIN DE SHEHUISHI

[日] 田中光 著　　曹逸冰 译

出 版 人　陈新文

出 品 人　陈　垦

出 品 方　中南出版传媒集团股份有限公司上海浦睿文化传播有限公司

上海市万航渡路 888 号 15 楼 A 座（200042）

责任编辑　吕苗莉

装帧设计　凌　瑛

责任印制　王　磊

出版发行　湖南文艺出版社

长沙市雨花区东二环一段 508 号（410014）网址　www.hnwy.net

经　　销　湖南省新华书店

印　　刷　河北鹏润印刷有限公司

开本：880mm × 1023mm　1/32　　印张：10　　字数：160 千字

版次：2025 年 2 月第 1 版　　印次：2025 年 2 月第 1 次印刷

书号：978-7-5726-2158-1　　定价：58.00 元

版权专有，未经本社许可，不得翻印。

如有倒装、破损、少页等印装质量问题，请联系电话：021-60455819

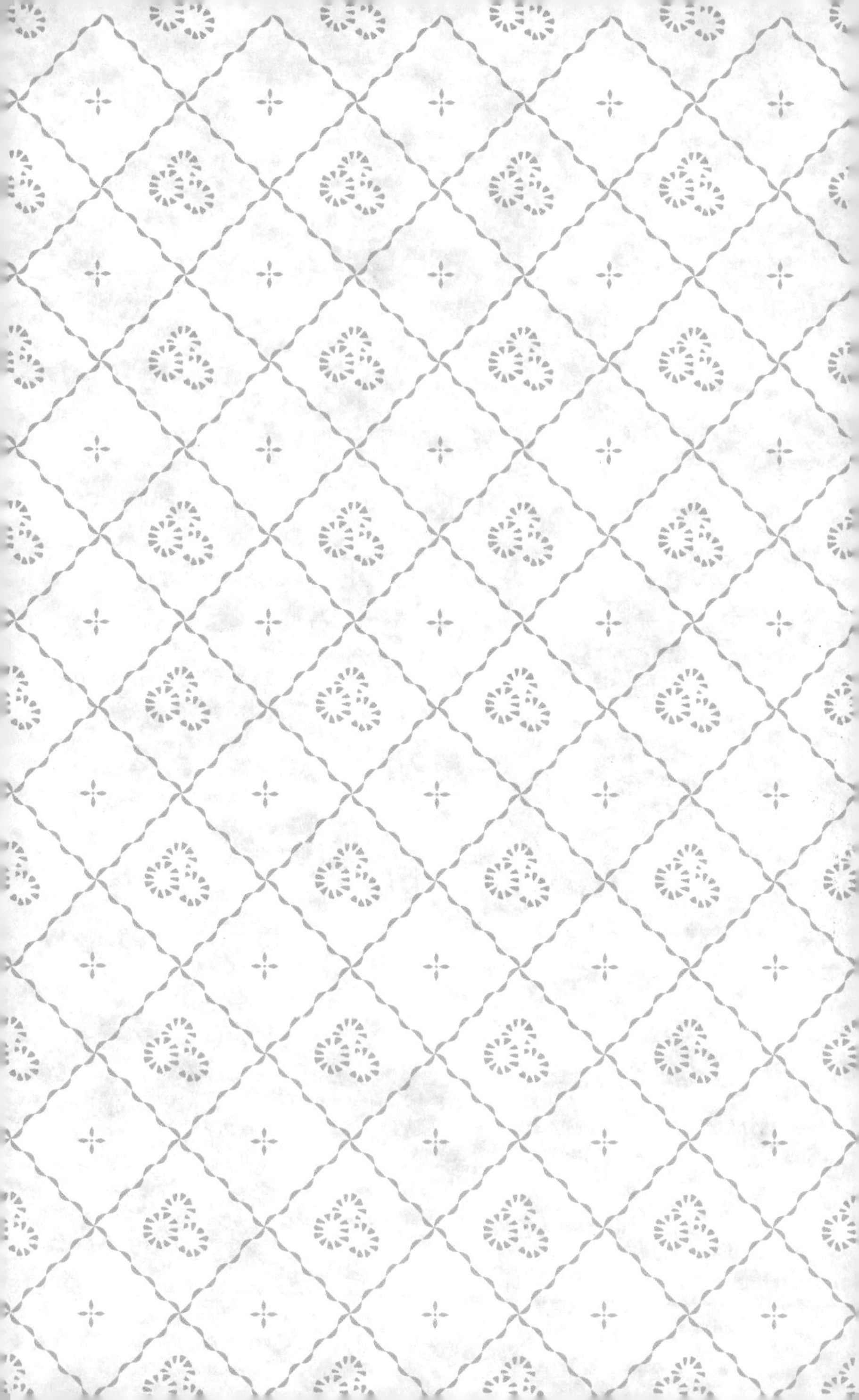